JOELHO
COMPLEXO ANTEROLATERAL E LIGAMENTO ANTEROLATERAL

JOELHO
COMPLEXO ANTEROLATERAL E LIGAMENTO ANTEROLATERAL

Camilo Partezani Helito · Riccardo Gomes Gobbi · José Ricardo Pécora

2023

 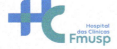

JOELHO – COMPLEXO ANTEROLATERAL E LIGAMENTO ANTEROLATERAL

Produção editorial, projeto gráfico, diagramação e capa: MKX EDITORIAL

© 2022 Editora dos Editores
Todos os direitos reservados. Nenhuma parte deste livro poderá ser reproduzida, sejam quais forem os meios empregados, sem a permissão, por escrito, das editoras.
Aos infratores aplicam-se as sanções previstas nos artigos 102, 104, 106 e 107 da Lei no 9.610, de 19 de fevereiro de 998.

ISBN: 978-85-85162-56-6

Editora dos Editores
São Paulo: Rua Marquês de Itu, 408 - sala 104 Centro.
(11) 2538-3117
Rio de Janeiro: Rua Visconde de Pirajá, 547 - sala 1121 Ipanema.
www.editoradoseditores.com.br

Impresso no Brasil
Printed in Brazil
1ª impressão – 2023

Este livro foi criteriosamente selecionado e aprovado por um Editor científico da área em que se inclui. A Editora dos Editores assume o compromisso de delegar a decisão da publicação de seus livros a professores e formadores de opinião com notório saber em suas respectivas áreas de atuação profissional e acadêmica, sem a interferência de seus controladores e gestores, cujo objetivo é lhe entregar o melhor conteúdo para sua formação e atualização profissional.
Desejamos-lhe uma boa leitura!

Dados Internacionais de Catalogação na Publicação (CIP)

Joelho : complexo anterolateral e ligamento anterolateral / editado por Camilo Partezani Helito, Riccardo Gomes Gobbi, José Ricardo Pécora. - São Paulo : Editora dos Editores, 2023.
    124 p. : il., color.

    Bibliografia
    ISBN 978-85-85162-56-6

11. Joelhos 2. Articulação patelofemoral 3. Saúde I. Helito, Camilo Partezani II. Gobbi, Riccardo Gomes III. Pécora, José Ricardo.

22-6610   CDD 611.72

Angélica Ilacqua CRB-8/7057

Índices para catálogo sistemático:
1. Joelhos

Editores

Camilo Partezani Helito

Médico-Assistente do Grupo de Joelho do Instituto de Ortopedia e Traumatologia do Hospital das Clínicas da Faculdade de Medicina da Universidade de São Paulo (IOT-HCFMUSP). Professor Livre Docente do Departamento de Ortopedia e Traumatologia da FMUSP.

Riccardo Gomes Gobbi

Chefe do Grupo de Joelho do Instituto de Ortopedia e Traumatologia do Hospital das Clínicas da Faculdade de Medicina da Universidade de São Paulo (IOT-HCFMUSP). Professor Livre Docente do Departamento de Ortopedia e Traumatologia da FMUSP.

José Ricardo Pécora

Livre Docente da Faculdade de Medicina da Universidade de São Paulo (FMUSP). Diretor Científico do Grupo de Joelho do Hospital das Clínicas da FMUSP (HCFMUSP). Chefe do Serviço de Ortopedia do Hospital Universitário da USP (HU-USP). Ex-Presidente da Sociedade Brasileira de Cirurgia do Joelho (SBJC).

Colaboradores

Bruno Butturi Varone

Médico Preceptor do Hospital das Clínicas da Faculdade de Medicina da Universidade de São Paulo (HCFMUSP). Ortopedista e Cirurgião de Joelho do Instituto de Ortopedia e Traumatologia do HCFMUSP (IOT-HCFMUSP).

Carlos Felipe Teixeira Lôbo

Residência Médica em Radiologia e Diagnóstico por Imagem no Hospital das Clínicas da Faculdade de Medicina da Universidade de São Paulo (HCFMUSP). Fellowship em Imagem do Sistema Musculoesquelético no Instituto de Ortopedia e Traumatologia do HCFMUSP (IOT-HCFMUSP). Médico Radiologista do IOT-HCFMUSP. Membro Titular do Colégio Brasileiro de Radiologia e Diagnóstico por Imagem (CBR).

Chilan Bou Ghosson Leite

Residência Médica em Ortopedia e Traumatologia pelo Instituto de Ortopedia e Traumatologia do Hospital das Clínicas da Faculdade de Medicina da Universidade de São Paulo (IOT-HCFMUSP). Especialização em Cirurgia do Joelho pelo IOT-HCFMUSP. Médico Preceptor do IOT-HCFMUSP (2018, 2019 e 2020). Doutorando do Programa de Ciências do Sistema Musculoesquelético da FMUSP. Research fellow/Doutorado sanduíche no Brigham and Women's Hospital, Harvard Medical School, Boston, MA, USA.

Diego Ariel

Ortopedia e Traumatologia pela Universidade Federal do Ceará (UFC). Especializado em Cirurgia do Joelho e Medicina do Esporte. Membro Titular da Sociedade Brasileira de Ortopedia e Traumatologia (SBOT). Membro Titular da Sociedade Brasileira de Cirurgia do Joelho (SBCJ). Membro Titular da Sociedade Brasileira de Artroscopia e Traumatologia do Esporte (SBRATE). Mestrado em Ensino em Saúde. Doutorado em Ciências Médico-Cirúrgicas. Professor Adjunto do Curso de Medicina da Universidade Federal Rural do Semi-Árido (UFERSA).

Fábio Janson Angelini

Médico-Assistente do Grupo do Joelho do Instituto de Ortopedia e Traumatologia do Hospital das Clínicas da Faculdade de Medicina da Universidade de São Paulo (IOT-HCFMUSP).

Júlio Augusto do Prado Torres

Residente em Ortopedia Traumatologia pela Santa Casa de São Paulo (SCSP). Especialista em Cirurgia do Joelho pela Universidade de São Paulo (USP). Membro da Sociedade Brasileira de Ortopedia e Traumatologia (SBOT). Membro da Sociedade Brasileira de Cirurgia do Joelho (SBCJ). Chefe do Serviço de Ortopedia e Traumatologia do Hospital Universitário de Lagarto – (HUL-UFS).

Livia Dau Videira

Médica Preceptora do Hospital das Clínicas da Faculdade de Medicina da Universidade de São Paulo (HCFMUSP).

Lucas de Faria Barros Medeiros

Ortopedista e Traumatologista pelo Instituto de Ortopedia e Traumatologia do Hospital das Clínicas da Faculdade de Medicina da Universidade de São Paulo (IOT-HCFMUSP). Fellow em Cirurgia do Joelho pelo IOT-HCFMUSP. Membro Titular da Sociedade Brasileira de Ortopedia e Traumatologia (SBOT).

Luís Eduardo Passareli Tírico

Médico-Assistente do Grupo de Joelho do Instituto de Ortopedia e Traumatologia do Hospital das Clínicas da Faculdade de Medicina da Universidade de São Paulo (IOT-HCFMUSP). Doutor em Ciências pela FMUSP. Professor Colaborador da Faculdade de Medicina da FMUSP.

Marcel Faraco Sobrado

Graduado em Medicina pela Faculdade de Medicina da Universidade de São Paulo (FMUSP). Residência Médica e Especialização em Cirurgia do Joelho pelo Hospital das Clínicas da FMUSP (HCFMUSP). Doutor pela FMUSP.

Marcelo Batista Bonadio

Ortopedista do Grupo de Joelho do Instituto de Ortopedia e Traumatologia do Hospital das Clínicas da Faculdade de Medicina da Universidade de São Paulo (IOT-HCFMUSP). Doutor pela FMUSP.

Marco Kawamura Demange

Professor Associado do Departamento de Ortopedia e Traumatologia da Faculdade de Medicina da Universidade de São Paulo (FMUSP). Diretor do Núcleo de Ortopedia Regenerativa e Terapia Celular do Instituto de Ortopedia e Traumatologia do Hospital das Clínicas da FMUSP (IOT-HCFMUSP). Chefe do Grupo de Joelho do IOT-HCFMUSP (2013-2018). Coordenador do Programa de Pós-Graduação em Ciências do Sistema Musculoesquelético da FMUSP (2017-2021). Livre Docência, Doutorado e Mestrado pela FMUSP. Pós-Doutorado no Exterior (FAPESP) no Brigham and Women's Hospital. Pós-Doutorado no Exterior (CNPq) no Hospital For Special Surgery - Weil Cornell Medical College, Nova Iorque, EUA. Residência Médica em Ortopedia e Traumatologia pelo HCFMUSP. Especialização em Cirurgia do Joelho e Cirurgia do Quadril pelo HCFMUSP. Graduação em Medicina pela Universidade Estadual de Campinas (Unicamp).

Marcos Bruxelas de Freitas Junior

Médico graduado em Ortopedia pelo Instituto de Ortopedia e Traumatologia do Hospital das Clínicas da Faculdade de Medicina da Universidade de São Paulo (IOT-HCFMUSP). Fellow em Cirurgia do Joelho pelo Grupo do Joelho do IOT-FMUSP.

Matheus Manolo Arouca

Doutorando pelo Centro de Desenvolvimento em Educaçao Médica da Faculdade de Medicina da Universidade de São Paulo (FMUSP). Especialista em Cirurgia do Joelho pelo Instituto de Ortopedia e Traumatologia do Hospital das Clínicas da FMUSP (IOT-HCFMUSP). Ortopedista e Traumatologista pelo IOT-HCFMUSP. Graduado em Medicina pela Universidade Estadual de Campinas (Unicamp).

Paulo Victor Partezani Helito

Médico graduado pela Faculdade de Medicina da Universidade de São Paulo (FMUSP). Residência Médica em Radiologia e Diagnóstico por Imagem e Complementação Especializada em Radiologia Musculoesquelética no Instituto de Radiologia do Hospital das Clínicas da FMUSP (InRad-HCFMUSP). Coordenador do Grupo de Radiologia Musculoesquelética do Hospital das Clínicas. Médico Radiologista Instituto de Ortopedia e Traumatologia do HCFMUSP (IOT-HCFMUSP).

Pedro Giglio

Médico-Assistente do Grupo de Cirurgia do Joelho do Hospital das Clínicas da Faculdade de Medicina da Universidade de São Paulo (HCFMUSP).

Roberto Freire da Mota e Albuquerque

Residência Médica em Ortopedia e Traumatologia pela Faculdade de Medicina da Universidade de São Paulo (FMUSP). Mestrado e Doutorado em Ciências Médicas pela FMUSP. Membro Titular da Sociedade Brasileira de Ortopedia e Traumatologia (SBOT). Membro Titular da Sociedade Brasileira de Cirurgia do Joelho (SBCJ). Assistente do Grupo de Joelho do Instituto de Ortopedia e Traumatologia do Hospital das Clínicas da FMUSP (IOT-HCFMUSP).

Vitor Tavares Paula

Médico graduado pela Universidade Federal do Rio Grande do Norte (UFRN). Residência Médica em Radiologia e Diagnóstico por Imagem e Complementação Especializada em Radiologia Musculoesquelética pela Faculdade de Medicina da Universidade de São Paulo (FMUSP). Médico-Assistente do Grupo de Radiologia Musculoesquelética do Instituto de Ortopedia e Traumatologia do Hospital das Clínicas da FMUSP (IOT-HCFMUSP).

Apresentação

O joelho é particularmente suscetível a traumas por sustentar o peso corpóreo e por ser a articulação mais dinâmica do aparelho locomotor. O saudável hábito da prática esportiva, cada vez mais difundido na nossa população, fez com que as lesões ligamentares do joelho se tornassem cada vez mais frequentes. Atualmente, praticamente todo o indivíduo foi ou conhece alguém que foi submetido a tratamento cirúrgico dos ligamentos do joelho, particularmente do ligamento cruzado anterior.

Apesar dos excelentes resultados da cirurgia de reconstrução do ligamento cruzado anterior, alguns pacientes podem evoluir com alguma instabilidade residual, comprometendo a total recuperação do atleta, seja ele amador ou profissional.

Há cerca de uma década, inúmeras publicações científicas e na imprensa leiga abordam o que passou a ser chamado como um "novo ligamento do joelho", o ligamento anterolateral do joelho. O comprometimento desse "novo ligamento" poderia ser a explicação para as eventuais falhas da reconstrução isolada do ligamento cruzado anterior.

Este livro é um compilado de todo o projeto de pesquisa realizado pelo Grupo de Joelho do Hospital das Clínicas da Faculdade de Medicina da Universidade de São Paulo no estudo desse "novo ligamento", passando pela sua anatomia, semiologia, avaliação por métodos de imagem e técnica cirúrgica. Leitura obrigatória para todo ortopedista que se dedica ao tratamento das lesões ligamentares do joelho.

Camilo Partezani Helito
Riccardo Gomes Gobbi
José Ricardo Pécora

Prefácio

A estabilidade do joelho tem sido objeto de diversos estudos ao longo dos anos, trabalhos sobre a estabilidade anterior representam o maior número de publicações da literatura ortopédica.

Este fato demonstra que o assunto está longe de estar resolvido.

Hey Groves, em 1917, em publicação na revista Lancet, alertava que o tratamento conservador era ineficaz na correção das lesões do ligamento cruzado anterior, sugeria o reparo desse ligamento.

Ivar Palmer, em 1938, relata em um longo trabalho publicado na Acta Ortopedica Escandinava a complexidade da instabilidade anterior. O autor já se refere à importância das estruturas periféricas.

Jack Hughston, em 1976, no Journal Bone and Joint Surgery, apresenta a classificação das instabilidades do joelho, considerando a falência das estruturas periféricas com o fator mais importante na gênese das instabilidades do joelho.

Muitas técnicas foram apresentadas no sentido de reparar as instabilidades, retencionando as estruturas periféricas.

Surgiu, então, a artroscopia na década de 1970 e, com ela, as técnicas cirúrgicas realizadas de maneira minimamente invasiva. A correção da instabilidade anterior pela reconstrução do ligamento cruzado anterior, com o uso dos mais variados enxertos, fascinou os cirurgiões de joelho. Várias técnicas e instrumentos foram desenvolvidos, facilitando muito a reconstrução do ligamento cruzado anterior (LCA) por via artroscópica.

As estruturas periféricas caíram no esquecimento.

Com as mesmas observações que levaram os pioneiros a buscar novos caminhos, os cirurgiões de joelho começaram a observar que, em alguns casos, a reconstrução isolada do LCA não era satisfatória para corrigir a instabilidade anterior de forma adequada.

No grupo de autores que escrevem este tratado, este fato ocorreu e a busca por uma reconstrução mais estável começou com um estudo anatômico.

A primeira reunião foi diante de um joelho, no laboratório de biomecânica, na qual eu, Dr. Gobbi, Dra. Betina e, principalmente, Dr. Camilo, começamos a nos interessar pelo assunto "ligamento anterolateral do joelho". Em 2013, surgiu a publicação do Grupo de Joelho do Instituto de Ortopedia e Traumatologia da Faculdade de Medicina da Universidade de São Paulo sobre o estudo anatômico do ligamento na Revista Brasileira de Ortopedia.

O Dr. Camilo assumiu este estudo e, depois de um longo caminho de publicações nacionais, internacionais, palestras e estudos realizados com os coautores da obra, organizou esta publicação que compila quase tudo que se sabe sobre o ligamento anterolateral do joelho na atualidade.

A constância e a parceria demonstrada por esse grupo servem de exemplo aos próximos pesquisadores.

O livro *Joelho – Complexo Anterolateral e Ligamento Anterolateral* marca época nos estudos sobre a instabilidade anterior do joelho.

Dr. Gilberto Luis Camanho

Sumário

1 **Histórico das Lesões Ligamentares, 1**
José Ricardo Pécora
Bruno Butturi Varone

2 **Anatomia do Ligamento Anterolateral do Joelho, 15**
Roberto Freire da Mota e Albuquerque
Matheus Manolo Arouca
Livia Dau Videira

3 **Histologia do Ligamento Anterolateral do Joelho, 27**
Júlio Augusto do Prado Torres
Marco Kawamura Demange

4 **Técnica de dissecção do complexo anterolateral do joelho, 35**
Lucas de Faria Barros Medeiros
Fábio Janson Angelini

5 **Avaliação por Imagem do Complexo Anterolateral do Joelho – Parte 1: RM, 41**
Vitor Tavares Paula
Paulo Victor Partezani Helito

6 **Avaliação por Imagem do Complexo Anterolateral do Joelho – Parte 2: USG, 49**
Carlos Felipe Teixeira Lôbo
Paulo Victor Partezani Helito

7   **Epidemiologia e Relevância Clínica do Complexo Anterolateral do Joelho, 57**
    Luís Eduardo Passareli Tírico
    Marcos Bruxelas de Freitas Junior

8   **Indicações da reconstrução extra-articular anterolateral associada ao LCA, 69**
    Camilo Partezani Helito
    Diego Ariel

9   **Técnicas Cirúrgicas para Reconstrução do Ligamento Anterolateral , 81**
    Marcelo Batista Bonadio
    Marcel Faraco Sobrado

10 **Técnica Cirúrgicas – Tenodese Lateral Extra-Articular do Trato Iliotibial, 89**
    Pedro Giglio

11 **Resultados Clínicos das Reconstruções Extra-Articulares, 93**
    Marcel Faraco Sobrado

12 **Complicações das Reconstruções Extra-Articulares, 101**
    Riccardo Gomes Gobbi
    Chilan Bou Ghosson Leite

1
Histórico das Lesões Ligamentares

José Ricardo Pécora • Bruno Butturi Varone

As primeiras reconstruções

O joelho é a articulação mais acometida nas atividades esportivas e o ligamento cruzado anterior (LCA) o ligamento mais frequentemente lesionado.[1]

As reconstruções ligamentares sempre foram o tratamento de escolha, haja vista as indicações restritas e os baixos índices de sucesso obtidos com o reparo direto do ligamento.

A primeira reconstrução do ligamento cruzado anterior foi descrita por Hey Groves em 1917 utilizado uma tira da fáscia lata. No ano seguinte, Alwin Smith descreveu a mesma técnica com o fáscia lata, mas desta vez associada a reconstrução do ligamento colateral medial. Segundo De Palma,[2] apesar da tentativa de uso de diferentes tipos de enxertos, os resultados das reconstruções ligamentares não eram animadores e o procedimento era considerado tecnicamente difícil, excessivamente traumático, e muito dependente da destreza do cirurgião (Figura 1.1).[3]

O conceito de restauração da anatomia das estruturas lesionadas permanece correto até hoje. Os estudiosos da época, porém, acreditavam que os ligamentos eram estruturas isoladas e desconheciam seu sinergismo com os outros elementos da articulação: a cápsula articular, a cinemática do joelho e a ação da musculatura periarticular.

Em 1920, Eugen Birche já apresentava ao mundo um novo instrumento para auxiliar no diagnóstico das lesões. Utilizava um toracolaparoscópio de Jacobaeus para decidir sobre as condutas das lesões meniscais do joelho. Nesse momento, o instrumento precursor da artroscopia moderna ainda não era muito útil na reconstrução do LCA (Figura 1.2).

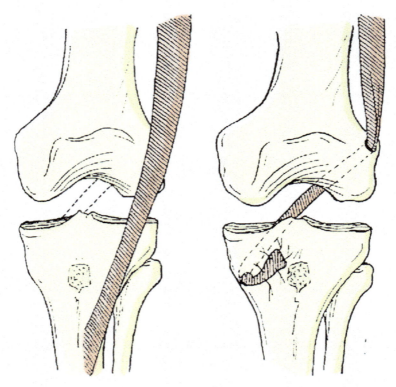

Figura 1.1 . Formação de um novo ligamento cruzado anterior da banda iliotibial da fáscia.

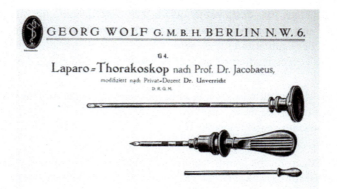

Figura 1.2. Toracolaparoscópio de Jacobaeus.

Tratamento conservador × cirúrgico

Durante a Segunda Guerra Mundial e no período pós-guerra, devido ao aumento da atividade esportiva organizada e, principalmente, da prática de esqui na neve pela população norte-americana, houve um grande incremento no número de casos de lesões ligamentares do joelho. Tal fenômeno foi responsável por um incremento dos estudos anatômicos e a cristalização de conceitos relativos à mecânica funcional dos ligamentos desta articulação, assim como dos métodos de tratamento destas lesões, que resultaram numa melhor restauração da função do joelho operado. De Palma, em 1954, deixa claro que o sucesso do tratamento está ligado à:

1. Avaliação acurada da extensão da lesão.
2. Programa de tratamento focando o restauro completo da anatomia.
3. Recuperação total da força do aparelho extensor do joelho.

Recomendava que nos casos mais leves, um cilindro de gesso fosse utilizado para imobilizar o joelho de 4 a 6 semanas com intuito de promover a cicatrização das estruturas lesionadas.

Nas lesões mais graves, associadas a lesão do ligamento colateral medial e do menisco medial, porém, estaria indicado a reparação cirúrgica imediata.

Esses conceitos, tratamento conservador nas lesões mais leves e o cirúrgico nas mais graves, além da valorização da reabilitação pós-operatória descritos por De Palma de certa maneira permanecem corretos até hoje. Devemos reconhecer a espetacular evolução nos métodos de tratamento das lesões ligamentares do joelho que ocorreram desde a publicação de De Palma até os nossos dias e, por consequência, nos resultados funcionais que conseguimos atualmente.

Hoje, no tratamento conservador, a imobilização foi substituída pela precoce mobilização articular para ganho de amplitude de movimento além de fortalecimento muscular assistido.

Mesmo nos casos de lesão ligamentar grave (multiligamentares), o procedimento cirúrgico é hoje feito de maneira bastante precisa, levando a uma reabilitação funcional bastante rápida e menos mórbida.

De Palma, apesar de reconhecer a incapacidade funcional e o efeito deletério sobre o menisco causada pela lesão crônica do LCA, ressalta que os resultados das reconstruções intra-articulares não eram animadores, independentemente do tipo de enxerto utilizado. A dificuldade técnica e o trauma gerado pela cirurgia tornava a cirurgia pouco reprodutível.

Reconstruções extra-articulares

Nesse cenário de dificuldade para a realização das reconstruções intra-articulares, a reconstrução extra articular se tornou a técnica de escolha, e diversas cirurgias foram criadas. Uma das mais difundidas era a transposição do tendão do semitendíneo para a reconstrução do colateral medial no tratamento da instabilidade anterior (Cirurgia de Helfet, modificada por McMurray). (Figuras 1.3 e 1.4)

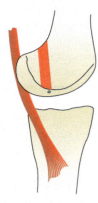 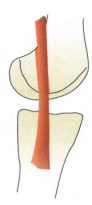

Figura 1.3. Sulco no côndilo medial para recepção do tendão semitendinoso.

Figura 1.4. Tendão semitendinoso transplantado.

Reconstruções intrarticulares

Em 1963, O'Donoghue, mesmo com avanço das técnicas extrarticulares, afirmava que o tratamento de reconstrução ligamentar do joelho deveria ser indicada raramente por ter resultados ruins e deveriam ser reservadas somente para os casos extremamente graves.[6]

Mesmo nesse contexto pessimista, ainda no ano de 1963, Keneth Jones[7] descreveu pela primeira vez a reconstrução intra-articular do cruzado anterior com o terço central do tendão patelar. (Figura 1.5)

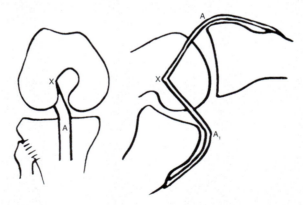

Figura 1.5. Técnica de Keneth Jones, utilizando-se da fita central do tendão patelar, parte não articular da patela e tendão quadricipital.[7]

A técnica seria considerada décadas mais tarde, com pequenas modificações, o padrão ouro para tratamento da lesão do LCA. Na década de 1970, mesmo com o advento da técnica intra-articular, ainda a maior parte das lesões eram tratadas de maneira conservadora. Outro avanço deste período, foi o consenso por parte da comunidade científica da importância do papel do ligamento cruzado anterior na estabilidade do joelho. A instabilidade anterior crônica do joelho foi bastante relacionada à deterioração mecânica e funcional da articulação.

Já no final da década de 1970, Slocum e Larson,[8] após estudos mecânicos em cadáveres descreveram as instabilidades rotacionais, relatando a presença de ligamentos capsulares laterais e, em 1972, descreveu a manobra do *pivot shift* para diagnóstico da instabilidade anterolateral.[9]

Em 1976, Hughston publicou o seu clássico trabalho[10] sobre a classificação das instabilidades rotacionais que ocorreriam tendo o ligamento cruzado posterior como eixo e as técnicas cirúrgicas para correção extra-articular isolada de cada uma das instabilidades rotacionais. Para a instabilidade anterolateral, Hughston fazia a tenodese da fáscia lata e o avanço do tendão do bíceps sural para o planalto tibial lateral.

Ainda no fim da década de 1970 e início da década de 1980, com o advento da fibra óptica flexível, os cirurgiões puderam contar com um dos grandes avanços da ortopedia do século: a artroscopia como conhecemos atualmente. Além de auxiliar no diagnóstico das lesões, agora seria possível utilizar essa ferramenta para técnicas de reconstruções minimamente invasivas.

O primeiro olhar para as estruturas anterolaterais

Dada a importância crescente às instabilidades rotacionais, várias outras técnicas de reforço ou tenodese do fáscia lata foram descritas. Exemplos como as de Loose e Ellisson,[11,12] ilustradas na Figura 1.6. Todas essas técnicas tinham em comum o objetivo de tensionar as estruturas capsuloligamentares laterais do joelho limitando o deslocamento anterolateral do planalto tibial, com objetivo de refazer a função do ligamento cruzado anterior, sem substituí-lo anatomicamente.

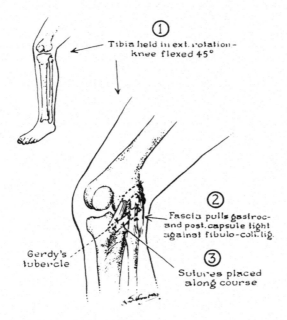

Figura 1.6. **Técnicas de Loose e Elisson.**[11,12]

Apesar de bons resultados iniciais, o resultado a longo prazo não era animador. A partir daí, os estudos voltaram a focar mais na reconstrução direta do ligamento cruzado anterior. Noyes, Insall e Clancy popularizaram a técnica intra-articular, associada ou não com a técnica extra-articular.[13]

Reconstrução direta intra-articular do LCA

A preocupação com a precisão dos pontos de entrada dos túneis ósseos femoral e tibial, assim como a melhora das técnicas de fixação do enxerto nos túneis, e principalmente com o advento e a evolução da técnica artroscópica fizeram com que as reconstruções intra-articulares se tornassem menos traumáticas, mais reprodutíveis e se obtivesse maior segurança quanto aos bons resultados funcionais.

Nessa técnica, reconstrução intra-articular do ligamento cruzado anterior, utiliza-se o enxerto do tendão patelar com fragmento ósseo patelar e tibial (enxerto osso-tendão-osso). (Figura 1.7)

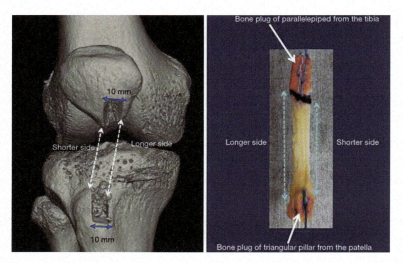

Figura 1.7. Técnica de reconstrução intra-articular do ligamento cruzado anterior, com enxerto do tendão patelar com fragmento ósseo patelar e tibial (enxerto osso-tendão-osso).[14]

O uso dos tendões flexores do grácil e semitendíneo de forma tripla ou quádrupla como Friedman descreveu,[15] tornou a cirurgia ainda menos traumática além de eliminar a queixa de dor anterior do joelho relacionada a retirada do tendão patelar.[16]

Com isso, a reconstrução intra-articular foi se popularizando de maneira definitiva. A reconstrução extra-articular foi se limitando a casos excepcionais e raramente era associada à reconstrução intra-articular.

Problemas das reconstruções intra-articulares

Instabilidades rotacionais

Com o seguimento dos casos, ao se analisar casos tardios de reconstrução intra-articular, notava-se que em alguns pacientes apesar de não apresentarem instabilidade anterior (testes de Lachman e Gaveta negativos), mantinham ainda instabilidade rotacional (*Pivot shift* positivo) além de sinais radiográficos de degeneração articular.[17]

Reroturas

Em um estudo de coorte do serviço de saúde da Dinamarca avaliando mais de doze mil reconstruções do ligamento cruzado anterior, em 2012, revelou-se que, em até cinco anos, pouco mais de 4% dos pacientes necessitaram de revisão da cirurgia. Essas revisões ocorreram principalmente nos dois primeiros anos. Não havia relação com o gênero, preferencialmente ocorreram nos pacientes mais jovens, com menos de vinte anos. Sendo que o índice de re-revisão em até cinco anos era de 5,5%.[17]

As causas de falha estão na Tabela 1.1.

Tabela 1.1. Causas de falha do enxerto levando à revisão (n = 1099 procedimentos)[a]

Causa	Falhas total (%)
Novo trauma	38
Causa desconhecida para falha no enxerto	24
Posição do túnel femural	20
Outra frouxidão ligamentar	3
Posição do túnel tibial	6
Infecção	2
Alargamento do túnel	2
Outras causas	6

[a] Baseado na avaliação do cirurgião.

Vendo a Tabela 1.1, é possível afirmar que 20% das falhas é oriunda da má posição do túnel femoral. Esse dado pode estar subdimensionado, observando que as duas principais causas (novo trauma e causa desconhecida) também podem estar relacionadas ao posicionamento do enxerto. Sentiu-se, então, a necessidade de otimizar a posição do túnel, com uma técnica que permitisse uma reconstrução mais anatômica que em teoria diminuísse o índice de falha e controlasse de maneira mais adequada a instabilidade rotacional.

Técnica transtibial *versus* técnica anatômica

Na técnica transtibial, a confecção do túnel femoral através do túnel tibial, o enxerto era fixado no topo do intercôndilo femoral (12 horas), de modo que ficasse muito verticalizado, afastado da posição anatômica ideal mais próximo da parede medial do côndilo femoral lateral (10 horas). Isso explicava a negativação do deslocamento anterior da tíbia com a negativação do teste de Lachman junto com a presença, ou não negativação do *jerk test*. (Figura 1.8)[19]

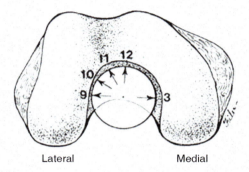

Figura 1.8. Intercôndilo de um joelho direito visto de frente: As referências de posicionamento do túnel femoral conforme ponteiros de relógio.

Preservação do remanescente

Muito ainda se debate sobre a preservação do remanescente tibial do LCA. A técnica facilita recuperação funcional e pode diminuir a taxa de re-rotura e, além disso, há o benefício ainda que teórico da melhoria da propriocepção dada a preservação das fibras sensitivas do ligamento nativo.

Início da técnica dupla banda

Com o intuito de diminuir a incidência da instabilidade rotacional residual e melhorar os resultados funcionais, focando cada vez mais na anatomia do ligamento cruzado anterior, Fred Fu passou a recomendar que os dois feixes do LCA, o anteromedial e o posterolateral, fossem reconstruídos. Essa técnica ficou conhecida como reconstrução em dupla banda. Mas, apesar dessa técnica procurar se aproximar ao máximo da anatomia do ligamento cruzado anterior, a complexidade dessa nova técnica com dois túneis ósseos na tíbia e no fêmur em um espaço relativamente pequeno e a necessidade de mais implantes para fixação dos enxertos causou um aumento do número de complicações cirúrgicas e, consequentemente, o procedimento não se popularizou. (Figura 1.9)[20]

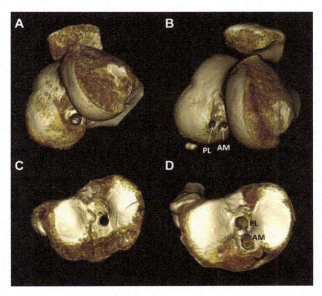

Figura 1.9. Reconstrução 3D de tomografia computadorizada do joelho direito. (A) Posição do túnel femoral após reconstrução anatômica em banda única. (B) Posição dos túneis femorais após reconstrução anatômica em dupla-banda. (C) Posição do túnel tibial após reconstrução anatômica em banda única. (D) Posição dos túneis tibiais após reconstrução anatômica em dupla- banda. AM, anteromedial; PL, posterolateral.[19]

A reconstrução por dupla banda fez com o que os cirurgiões de joelho se voltassem mais uma vez à anatomia do joelho. Mais do que nunca, foi se valorizando cada vez mais o posicionamento ideal da confecção do túnel ósseo femoral na face medial do côndilo lateral, assim como o estudo anatômico das estruturas capsulares anterolaterais adjuvantes da estabilização articular.

O ligamento anterolateral na estabilidade rotacional

Após anos de esquecimento, recentemente as estruturas anterolaterais voltaram a ganhar importância na comunidade científica. Estudos recentes demonstraram que a realização da tenodese extra-articular lateral, associada à reconstrução do LCA, pode ser superior à reconstrução intra-articular do LCA com dupla banda do ponto de vista de estabilidade rotatória. Fato que ressalta a importância dessas estruturas extra-articulares como elementos de restrição à instabilidade rotacional do joelho.[21]

O ligamento anterolateral é o mais novo achado anatômico no mundo ortopédico e médico. Os ortopedistas Dr. Steven Claes e Dr. Johan Bellemans são dois cirurgiões do Hospital Universitário de Leuven, que passaram quatro anos pesquisando testes *pivot-shift* do joelho e por que os deslocamentos continuam ocorrendo, mesmo após cirurgias de reparo bem sucedidas do ligamento cruzado anterior.[22]

Nesse contexto, a periferia do joelho ganha importância novamente.

A reconstrução do LCA intra-articular, associada à reconstrução extra-articular do ligamento anterolateral, ganha notoriedade em indivíduos de alto risco de re-rotura. Dentre eles, casos de revisão de reconstrução de LCA, indivíduos menores de 20 anos, atletas de alta demanda em esportes que apresentem movimentos rotacionais, pessoas com hiperfrouxidão ligamentar ou pacientes que apresentam exame físicos exuberante em termos de instabilidade rotacional (*pivot shift* explosivo), dentre outras indicações.[22]

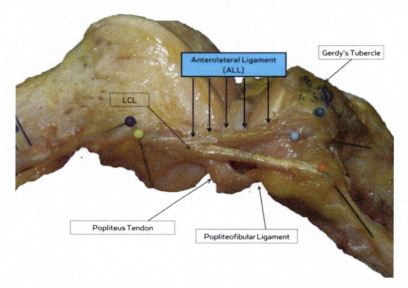

Figura 1.10. Fotografia de um joelho direito após dissecção completa do ligamento anterolateral, tendão poplíteo, ligamento popliteofibular e ligamento colateral lateral.[25]

Dissecção anatômica em cadáver evidenciando o ligamento anterolateral

Por fim, interessante observar que com o advento da artroscopia a reconstrução ligamentar do LCA deixou de ser uma cirurgia de alta morbidade e pouca reprodutibilidade se tornando hoje umas das cirurgias mais realizadas e bem sucedidas do joelho. Em busca da estabilidade, tanto no sentido anteroposterior como também no sentido rotacional, os cirurgiões buscaram alternativas que tentam recriar a anatomia e que sejam reprodutíveis para todos os pacientes e cirurgiões.

Esforços foram focados em torno da reconstrução das duas bandas do LCA na inserção femoral, mas também nas reconstruções extra-articulares anterolaterais. Com o seguimento dos casos operados, hoje, a medicina baseada em evidência parece indicar resultados favoráveis à reconstrução do ligamento anterolateral associado à reconstrução do LCA (Figura 1.11) em casos previamente selecionados.[23]

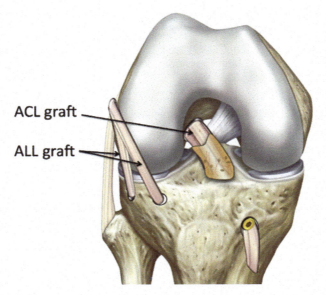

Figura 1.11. Visão frontal de joelho direito após reconstrução combinada de ligamento cruzado anterior e ligamento anterolateral.[26]

Desde o posicionamento do túnel femoral na parede medial do côndilo femoral lateral (*footprint* anatômico do LCA), a preservação do remanescente do LCA no *footprint* tibial ou a reconstrução do ligamento anterolateral, é bastante impactante notar, que em última instância, todas as técnicas que apresentam os melhores resultados objetivam o retorno da anatomia original do joelho lesionado. Essa análise retrospectiva histórica faz com que reflitamos sobre a importância do estudo das áreas básicas, para busquemos sempre o tratamento mais próximo à biologia e a anatomia original do paciente. (Figura 1.12)

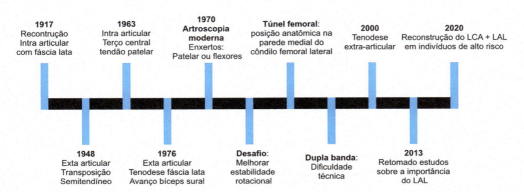

Figura 1.12. Análise retrospectiva histórica das técnicas de reconstrução ligamentares do joelho.

Referências bibliográficas

1. Bradley JP, Klimkiewicz JJ, Rytel MJ, Powell JW. Anterior cruciate ligament injuries in the National Football League: epidemiology and current treatment trends among team physicians. Arthroscopy. 2002 May;18(5):502-9.

2. DePalma AF. Diseases of the knee: management in medicine and surgery. Philadelphia: J. B. Lippincott Company; c1954. Chapter 8, Traumatic lesions of the ligaments; p. 358-421.

3. Di Matteo B, Tarabella V, Filardo G, Tomba P, Viganò A, Marcacci M, et al. Knee multi-ligament reconstruction: a historical note on the fundamental landmarks. Knee Surg Sports Traumatol Arthrosc. 2015 Oct;23(10):2773-9.

4. Helfet AJ. Function of the cruciate ligaments of the knee-joint. Lancet. 1948 May 1;1(6505):665-7.

5. McMurray TP. The operative treatment of ruptured internal lateral ligament of the knee [Internet]. Vol. 6, British Journal of Surgery. 1918. p. 377-81. Available from: http://dx.doi.org/10.1002/bjs.1800062305.

6. Odonoghue DH. A Method for Replacement of the Anterior Cruciate Ligament of the Knee [Internet]. Vol. 45, The Journal of Bone & Joint Surgery. 1963. p. 905-52. Available from: http://dx.doi.org/10.2106/00004623-196345050-00002.

7. Jones KG. Reconstruction of the Anterior Cruciate Ligament [Internet]. Vol. 45, The Journal of Bone & Joint Surgery. 1963. p. 925-32. Available from: http://dx.doi.org/10.2106/00004623-196345050-00003.

8. Slocum DB, Larson RL. Rotatory Instability of the Knee [Internet]. Vol. 50, The Journal of Bone & Joint Surgery. 1968. p. 211-25. Available from: http://dx.doi.org/10.2106/00004623-196850020-00001.

9. Slocum D. Posttraumatic laxity of the knee. Treatment of chronic external laxity of the knee. Rev Chir Orthop Reparatrice Appar Mot. 1972;58:Suppl 1:93-6.

10. Hughston JC, Andrews JR, Cross MJ, Moschi A. Classification of knee ligament instabilities. Part II. The lateral compartment. J Bone Joint Surg Am. 1976 Mar;58(2):173-9.

11. Losee RE, Johnson TR, Southwick WO. Anterior subluxation of the lateral tibial plateau. A diagnostic test and operative repair [Internet]. Vol. 60, The Journal of Bone & Joint Surgery. 1978. p. 1015-30. Available from: http://dx.doi.org/10.2106/00004623-197860080-00001.

12. Ellison AE. Distal iliotibial-band transfer for anterolateral rotatory instability of the knee. J Bone Joint Surg Am. 1979 Apr;61(3):330-7.

13. Clancy WG Jr, Nelson DA, Reider B, Narechania RG. Anterior cruciate ligament reconstruction using one-third of the patellar ligament, augmented by extra-articular tendon transfers. J Bone Joint Surg Am. 1982 Mar;64(3):352-9.

14. Shino K, Mae T, Uchida R, Yokoi H, Ohori T, Tachibana Y. Anatomical rectangular tunnel ACL reconstruction with a bone-patellar tendon-bone graft: its concept, indication and efficacy [Internet]. Vol. 4, Annals of Joint. 2019. p. 12-12. Available from: http://dx.doi.org/10.21037/aoj.2019.01.04.

15. Friedman MJ, Sherman OH, Fox JM, Del Pizzo W, Snyder SJ, Ferkel RJ. Autogeneic anterior cruciate ligament (ACL) anterior reconstruction of the knee. A review. Clin Orthop Relat Res. 1985 Jun;(196):9-14.

16. Howell SM, Taylor MA. Brace-free rehabilitation, with early return to activity, for knees reconstructed with a double-looped semitendinosus and gracilis graft. J Bone Joint Surg Am. 1996 Jun;78(6):814-25.

17. Tanaka M, Vyas D, Moloney G, Bedi A, Pearle AD, Musahl V. What does it take to have a high-grade pivot shift? Knee Surg Sports Traumatol Arthrosc. 2012 Apr;20(4):737-42.

18. Lind M, Menhert F, Pedersen AB. Incidence and outcome after revision anterior cruciate ligament reconstruction: results from the Danish registry for knee ligament reconstructions. Am J Sports Med. 2012 Jul;40(7):1551-7.

19. Loh JC, Fukuda Y, Tsuda E, Steadman RJ, Fu FH, Woo SL-Y. Knee stability and graft function following anterior cruciate ligament reconstruction: Comparison between 11 o'clock and 10 o'clock femoral tunnel placement [Internet]. Vol. 19, Arthroscopy: The Journal of Arthroscopic & Related Surgery. 2003. p. 297-304. Available from: http://dx.doi.org/10.1053/jars.2003.50084.

20. Hussein M, van Eck CF, Cretnik A, Dinevski D, Fu FH. Individualized anterior cruciate ligament surgery: a prospective study comparing anatomic single and double-bundle reconstruction. Am J Sports Med. 2012 Aug;40(8):1781.8.

21. Garcia R Jr, Brunet ME, Timon S, Barrack RL. Lateral extra-articular knee reconstruction: long-term patient outcome and satisfaction. J South Orthop Assoc. 2000 Spring;9(1):19-23.

22. Claes S, Vereecke E, Maes M, Victor J, Verdonk P, Bellemans J. Anatomy of the anterolateral ligament of the knee [Internet]. Vol. 223, Journal of Anatomy. 2013. p. 321–8. Available from: http://dx.doi.org/10.1111/joa.12087.

23. Sonnery-Cottet B, Daggett M, Helito CP, Fayard J-M, Thaunat M. Combined Anterior Cruciate Ligament and Anterolateral Ligament Reconstruction [Internet]. Vol. 5, Arthroscopy Techniques. 2016. p. e1253-9. Available from: http://dx.doi.org/10.1016/j.eats.2016.08.003.

24. Kieser CW, Jackson RW. Eugen Bircher (1882-1956) the first knee surgeon to use diagnostic arthroscopy. Arthroscopy. 2003 Sep;19(7):771-6. doi: 10.1016/s0749-8063(03)00693-5. PMID: 12966386.

25. Claes S, Vereecke E, Maes M, Victor J, Verdonk P, Bellemans J. Anatomy of the anterolateral ligament of the knee. J Anat. 2013 Oct;223(4):321-8. doi: 10.1111/joa.12087. Epub 2013 Aug 1. PMID: 23906341; PMCID: PMC3791125.

26. Sonnery-Cottet B, Daggett M, Helito CP, Fayard JM, Thaunat M. Combined Anterior Cruciate Ligament and Anterolateral Ligament Reconstruction. Arthrosc Tech. 2016 Oct 31;5(6):e1253-e1259. doi: 10.1016/j.eats.2016.08.003. PMID: 28149722; PMCID: PMC5263705.

2
Anatomia do Ligamento Anterolateral do Joelho

Roberto Freire da Mota e Albuquerque • Matheus Manolo Arouca
Livia Dau Videira

Introdução

O ligamento anterolateral (LAL), junto ao trato iliotibial e à capsula articular, compõe o complexo anterolateral do joelho. Esse complexo tem importante papel na estabilidade em rotação interna dessa articulação.[1]

Apesar de ter sido descrito pela primeira vez em 1879, antes mesmo do advento do raio-x, apenas recentemente o estudo dessa estrutura voltou a ganhar atenção.[2,3] Esse interesse surge da possibilidade de um aprimoramento da técnica de reconstrução do ligamento cruzado anterior (LCA), visando melhores resultados funcionais e uma diminuição da taxa de falha de reconstrução.

As lesões do LCA estão entre uma das mais frequentes da ortopedia e muitos avanços já foram feitos em relação ao seu tratamento. Ainda assim existem pacientes que, mesmo após uma cirurgia tecnicamente adequada, mantêm uma instabilidade residual do joelho.[4]

Recentemente, foi proposto que estruturas adjacentes à capsula articular na região anterolateral do joelho, mais especificamente o LAL, poderiam estar envolvidas na gênese da instabilidade rotacional. Desde então muitos estudos foram realizados visando o detalhamento da anatomia e biomecânica dessa estrutura.[2]

O objetivo deste capítulo é apresentar uma revisão completa e atualizada da anatomia do ligamento anterolateral do joelho, incluindo descrições relativas à sua dissecção anatômica, características histológicas e avaliação por imagem.

Contexto histórico

Em 1879, Paul Segond descreveu um padrão de fratura-avulsão da margem anterolateral da tíbia proximal como resultado de uma rotação interna forçada do joelho, identificando pela primeira vez a presença de uma banda fibrosa resistente inserida no fragmento avulsionado. Posteriormente, tal fratura foi considerada como um sinal patognomônico de lesão do LCA.[1,2] Foi apenas em 2014 que Claes e colaboradores constataram que tal fratura corresponde a uma avulsão do LAL e representa um preditor de instabilidade rotacional.[2]

Ao longo da história, essa mesma estrutura foi identificada por outros autores e recebeu diferentes denominações. Hughston e colaboradores, em 1976, identificaram a estrutura como ligamento do terço médio da capsula articular anterolateral, Muller em 1982 utilizou o termo ligamento femorotibial e Terry e colaboradores identificaram a estrutura como uma camada óssea capsulosa do trato iliotibial. Outras nomenclaturas ainda foram utilizadas, como ligamento lateral curto e banda obliqua anterior. Somente em 2007, Cruells Vieira e colaboradores introduziram o termo ligamento anterolateral.[1]

A primeira descrição mais detalhada do LAL foi publicada em 2012 por Vincent e colaboradores e, desde os primeiros relatos mais recentes sobre o LAL em 2012 e 2013 (Helito et al., Claes et al. e Vicent et al.), o número de artigos sobre o assunto aumentou significantemente (Figura 2.1). Vários estudos foram realizados com o intuito de confirmar a existência desse ligamento e detalhar sua anatomia.[2]

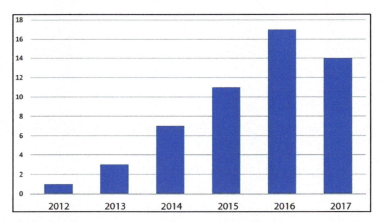

Figura 2.1. Gráfico mostra expressivo aumento no número de artigos publicados sobre o LAL 2012 e 2017.[2]

Controvérsias

Desde a publicação de Vincent e colaboradores, em 2012, detalhando a anatomia do LAL, mais de 50 publicações abordaram o assunto. Uma revisão sistemática recente publicada por Helito e colaboradores demonstrou que o LAL foi identificado em 82,87% dos estudos em cadáveres.[2] (Figura 2.2). Constatou-se, também, que durante o desenvolvimento fetal o LAL está presente com características anatômicas e histológicas semelhantes aos adultos.[5] (Figura 2.3).

Acreditamos que as controvérsias envolvendo sua existência tenham origem na falta de homogeneidade da literatura em decorrência das diferentes nomenclaturas já utilizadas e do uso de diferentes técnicas de dissecção na identificação desse ligamento. Em dissecções realizadas a fresco, o LAL foi identificado em quase 100% dos casos. Já em estudos com cadáveres preservados pelo formol ocorre maior divergência. A via de acesso utilizada na dissecção também parece influenciar o resultado dos estudos.[6]

Outro ponto importante que deve ser considerado é que apenas recentemente identificou-se a presença de 2 bandas compondo o LAL. Essas bandas possuem pontos de fixação diferentes (principalmente no fêmur), o que pode ter levado a descrições divergentes em relação aos parâmetros de origem do ligamento.[7]

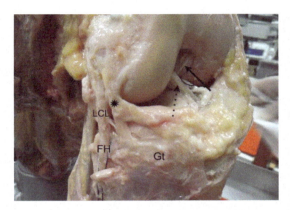

Figura 2.2. Nessa imagem da dissecção do aspecto anterolateral do joelho direito podemos observar o LAL (asterisco), ligamento cruzado anterior (seta pontilhada), ligamento cruzado posterior (seta sólida), cabeça da fíbula (FH), tubérculo de Gerdy (Gt) e o ligamento colateral lateral (LCL). Repare a dupla inserção distal do LAL no menisco e tíbia.[8]

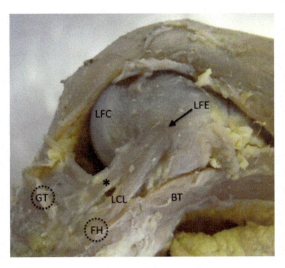

Figura 2.3. Dissecção de feto de 26 semanas mostrando o LAL (asterisco) anterior ao ligamento colateral lateral (LCL), origem próximal ao centro do epicôndilo lateral (LFE) e uma trajetória para anteroinferior em direção a tíbia. Inserção tibial entre tubérculo de Gerdy (GT) e cabeça da fíbula (FH). BT, tendão do bíceps; LFC, côndilo lateral do fêmur. Observe padrão anatômico muito similar ao do adulto.[5]

Avaliação histológica do ligamento anterolateral

A análise histológica do LAL demonstra um padrão típico de estruturas ligamentares: rede de colágeno densa e organizada com presença de poucos fibroblastos permeados por tecido vascular (Figura 2.4). Observou-se, também, o predomínio de fibras de colágeno tipo I, correspondendo a cerca de 90% das fibras. Essa caracterização histológica reforça o LAL como sendo uma estrutura ligamentar distinta no compartimento anterolateral do joelho.[2,8]

Em 2019, D. Ariel de Lima e colaboradores publicaram um estudo referente a avaliação histológica da inervação do LAL. O estudo constatou a presença de terminações nervosas na substância do ligamento, concentradas principalmente nos locais próximos a sua origem.

Na avaliação histológica dos ligamentos cruzados, é possível identificar os 4 tipos de mecanorreceptores, já no LAL apenas os mecanorreceptores dos tipos I e IV foram identificados. Tais dados sugerem uma contribuição do LAL na propriocepção e estabilização do joelho, porém com papel proprioceptivo menos importante quando comparado aos ligamentos cruzados anterior e posterior.[4]

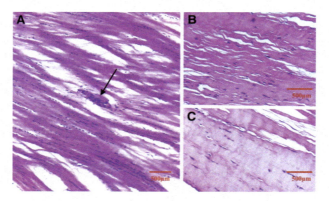

Figura 2.4. Avaliação comparativa entre cortes histológicos corados com hematoxilina e eosina. Observe a semelhança da estrutura histológica do LAL (A), LCA (B) e LCL(C). A seta preta está indicando um vaso sanguíneo.[4]

Parâmetros anatômicos de origem e inserção do ligamento anterolateral

O LAL apresenta origem proximal no fêmur e dupla inserção distal, sendo uma meniscal e uma tibial (Figura 2.5).

A origem femoral do ligamento está localizada próxima ao epicôndilo lateral, porém o parâmetro exato de referência apresenta divergência entre os estudos. O mais aceito atualmente é que essa inserção esteja situada em um ponto proximal e posterior ao epicôndilo lateral.[2,4,8]

A partir do fêmur, o LAL apresenta uma trajetória no sentido anteroinferior, em direção ao aspecto anterolateral da tíbia. Observa-se uma bifurcação em um ponto correspondente a metade de seu comprimento total, que dá origem as porções meniscal e tibial do ligamento.[8] (Figura 2.6).

A inserção mais proximal é a do menisco. Mais especificamente o LAL se insere perifericamente na transição entre o corno anterior e o corpo do menisco lateral, em ponto situado logo depois do primeiro terço da circunferência do menisco (de anterior para posterior) (Figura 2.7). A distância entre o LAL e o sulco do poplíteo é em torno de 10-20 mm.[8,9] Apesar de a maioria dos estudos de dissecção identificarem a presença dessa inserção, alguns estudos ainda questionam sua existência.[2]

A inserção tibial, mais distal, localiza-se imediatamente posterior ao ponto médio entre o tubérculo de Gerdy e a cabeça da fíbula, 4 a 7 mm abaixo do platô tibial. É a que apresenta menor divergência entre os estudos.[2,8,10]

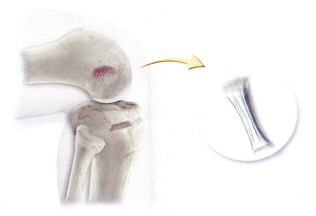

Figura 2.5. Desenho esquemático mostrando o *footprint* femoral e tibial do LAL.[5]

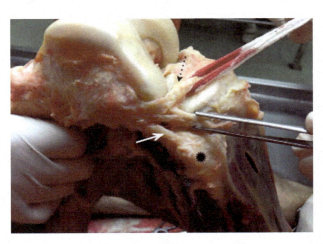

Figura 2.6. Visualização do aspecto lateral do joelho direito mostrando a dupla inserção distal do LAL: uma mais proximal no menisco (seta pontilhada) e outra mais distal na tíbia (asterisco). Seta branca está identificando o ligamento colateral lateral.[8]

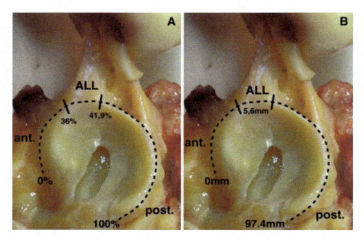

Figura 2.7. Corte anatômico demonstrando inserção do LAL no menisco lateral. Essa inserção localiza-se a 36-42% de sua circunferência (a) e ocupa 5,6 mm (b) de um total de 97,4 mm.[9]

Mensuração das dimensões do ligamento anterolateral

O comprimento do LAL no adulto tem em média 33 mm a 42 mm. Ocorre um aumento do comprimento com a flexão do joelho e rotação interna da tíbia.[2]

A largura do ligamento tem em média entre 4 e 7 mm. Já a espessura, que é mensurada imediatamente acima do menisco lateral, tem entre 1 e 2 mm aproximadamente.[2] (Figura 2.8).

Uma análise comparativa das dimensões do LAL entre homens e mulheres foi feita a partir de um estudo anatômico publicado em 2017. Constatou-se diferença significativa entre os sexos em relação ao seu comprimento e espessura, sendo que nos homens o LAL tem uma espessura média 2× maior que nas mulheres.[3]

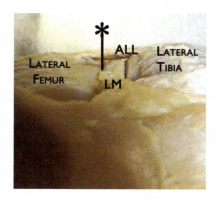

Figura 2.8. Medida da espessura do LAL é realizada imediatamente acima do menisco lateral. O asterisco indica o nível em que foi feita a medida.[3]

Avaliação das bandas do ligamento anterolateral

Em um estudo recente, Helito e colaboradores descreveram a presença de 2 bandas compondo o LAL, uma superficial e uma profunda.

A banda superficial tem origem proximal e posterior ao centro do epicôndilo lateral do fêmur e passa superficial a origem do ligamento colateral lateral. Já a banda profunda tem origem no centro do epicôndilo lateral do fêmur. Apenas a banda profunda possui inserção meniscal. As duas bandas se inserem na tíbia, no ponto médio entre cabeça da fíbula e tubérculo de Gerdy, porem a banda profunda fica um pouco mais posterior[2] (Figura 2.9).

Essas duas estruturas apresentam comportamento distinto durante a flexo-extensão do joelho. Com a flexão do joelho ocorre diminuição do comprimento da porção posterior da banda superficial e aumento do comprimento da porção anterior da banda profunda.[7]

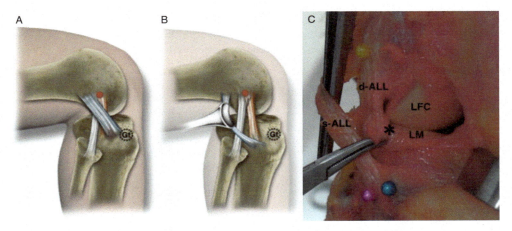

Figura 2.9. Representação esquemática da região lateral do joelho é observado nas imagens A e B: (A) Banda superficial do LAL (s-ALL) em azul. Observe sua origem posterior e proximal ao epicôndilo lateral femoral (ponto vermelho) e seu trajeto superficial ao LCL (estrutura branca) em direção a tíbia; (B) Após remoção da banda superficial é possível visualizar banda profunda (d-ALL) em vermelho. Observe sua origem mais centralizada no epicôndilo lateral femoral (LFC) e próxima a origem do LCL. Na figura C vemos na dissecção frontal do joelho a diferenciação entre as bandas superficial e profunda. Note que a banda profunda apresenta claramente uma inserção (asterisco) no menisco lateral (LM).[7]

Anatomia patológica

Como já mencionado anteriormente o LAL tem papel importante na estabilidade rotatória do joelho. A lesão dessa estrutura pode ocorrer, principalmente, em conjunto com uma lesão do LCA. Atualmente acredita-se que a fratura de Segond, considerada como *patognomônica* de lesão do LCA, consiste da avulsão da inserção tibial do LAL.[1]

Um estudo feito por Sonnery-Cottet e colaboradores demonstrou a importância do LAL nos casos de lesão de LCA. No seu estudo uma lesão isolada do LCA não produziu uma mudança de pivô. Isso aconteceu apenas nos casos de lesão simultânea do LAL ou do trato Iliotibial.[3]

Durante dissecção e avaliação histológica do LAL constatou-se certa dificuldade em determinar um plano de clivagem entre fibras do menisco e do ligamento. Isso nos leva a considerar uma possível participação do LAL na gênese de lesões do menisco lateral. Podemos inferir também que lesões do menisco lateral poderiam levar a uma instabilidade rotatória do joelho nos casos em que ocorre comprometimento da inserção desse ligamento.[10]

Também durante estudos de ressecção observou-se no interior da articulação a formação de um triangulo entre a tíbia, tendão do poplíteo e porção meniscal do LAL (Figura 2.10). Pontos de inserção do tendão poplíteo e LAL são muito próximos no epicôndilo lateral e separados na tíbia, o que sugere que eles tenham funções opostas. Sendo o tendão do poplíteo estabilizador na rotação externa, o LAL supostamente restringiria a rotação interna.[8]

Por fim, estudos recentes mostram que em mulheres a espessura do LAL é cerca da metade da espessura em homens, o que consiste em uma razão potencial para explicar a maior propensão a lesões do LCA no sexo feminino. Porém, mais pesquisas são necessárias para determinar o real impacto biomecânico dessa diferença de espessuras.

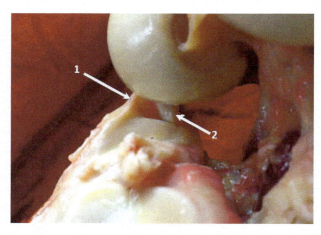

Figura 2.10. Na visualização do interior da articulação após dissecção do joelho direito é possível observar imagem triangular formada pela tíbia, tendão do poplíteo (2) e porção meniscal do ligamento anterolateral (1).[8]

Avaliação do LAL em exames de imagem

A caracterização da correlação anatômica do LAL em exames de imagem é de grande importância, podendo no futuro direcionar a necessidade de reconstrução desse ligamento.[6]

Ultrassonografia

A ultrassonografia é capaz de diagnosticar de forma eficaz as lesões do LAL, no entanto, apresenta dificuldade em identificar com segurança as inserções femoral e tibial do ligamento.[2]

Ressonância magnética

O LAL pode ser visualizado em imagens obtidas por aparelhos de ressonância

magnética 1,5 Tesla, sendo mais bem avaliado nos cortes coronal e axial e nas imagens ponderadas em T2 com saturação de gordura. A porção meniscal do ligamento é a mais facilmente identificada (Figura 2.11).[2]

Na RNM o LAL é representado por uma fina estrutura cercada por tecido adiposo e líquido sinovial. Sua espessura varia entre 1 e 2 mm. É possível identificar sua origem no aspecto externo do côndilo femoral lateral e observar seu trajeto na direção anteroinferior, mantendo-se superficial a origem do tendão poplíteo. Observa-se a bifurcação do ligamento logo acima da artéria geniculada inferior lateral, resultando em sua dupla inserção distal (no menisco e na tíbia).[6]

Existe uma excelente correlação entre os achados por dissecção anatômica e as imagens obtidas por ressonância magnética e, sendo assim, o aprimoramento da descrição radiológica dessa estrutura representa uma grande vantagem no planejamento pré-operatório de pacientes com lesões do LCA (Figura 2.12).

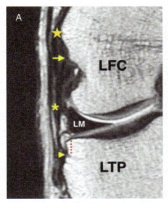 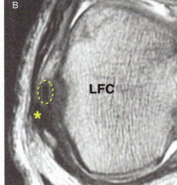

Figura 2.11. Avaliação do joelho direito em corte coronal (figura A) e axial (figura B) de uma RNM com imagem ponderada em densidade de prótons. Na figura A observa-se a origem do ligamento colateral lateral (estrela) e a origem (seta), ponto de bifurcação (asterisco) e inserção tibial (ponta da seta) do ligamento anterolateral do joelho. A linha pontilhada indica a distância da inserção tibial ao planalto. Na figura B observa-se o ligamento anterolateral (pontilhado oval) localizado anterior ao ligamento colateral lateral (asterisco). LCF, côndilo femoral lateram; LM, menisco lateral; LTP, planalto tibial lateral.[6]

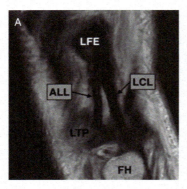 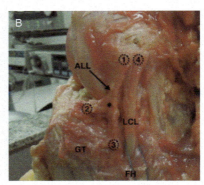

Figura 2.12. Figura A mostra o corte sagital do joelho direito em uma RNM ponderada em densidade de prótons. Observa-se relação entre o ligamento anterolateral (ALL) e o ligamento colateral lateral (LCL). Ambos têm origem próxima ao epicôndilo femoral lateral (LFE), mas o LAL corre anterior ao LCL e se insere no planalto tibial lateral (LTP), enquanto o LCL se insere na cabeça da fíbula (FH). Na figura B podemos avaliar a correlação entre as estruturas avaliada por imagem e por dissecção. Origem do LAL (1) próxima a origem do LCL (4), bifurcação (asterisco) e inserção no menisco (2) e na tíbia (3). GT, tubérculo de Gerdy.[6]

Conclusões finais

Os inúmeros estudos publicados nos últimos anos não só comprovam a existência do Ligamento Anterolateral do Joelho como uma estrutura ligamentar distinta, mas também tornam evidente o seu papel chave na estabilidade em rotação interna do joelho.

Esse capítulo teve como intuito apresentar um detalhamento anatômico, histológico e radiológico do LAL. Acreditamos que essa compreensão da anatomia e dos parâmetros de origem e inserções do ligamento terá impacto importante no tratamento cirúrgico das lesões do Ligamento Cruzado Anterior.

A melhor caracterização do LAL em exames de imagem é essencial para identificar pacientes com lesão combinada do LCA e LAL e que apresentam, portanto, um alto risco de desenvolver instabilidade residual do joelho após reconstrução. Além disso, o conhecimento anatômico dessa estrutura servirá como base para que novas técnicas de reconstrução sejam desenvolvidas em benefício desse grupo de pacientes.

Referências bibliográficas

1. Helito CP, Helito PVP. An overview of anatomy and imaging of the anterolateral structures of the knee. Tech Orthop. 2018;33(4):206-12.

2. Ariel de Lima D, Helito CP, Lacerda de Lima L, de Castro Silva D, Costa Cavalcante ML, Dias Leite JA. Anatomy of the Anterolateral Ligament of the Knee: A Systematic Review. Arthrosc - J Arthrosc Relat Surg [Internet]. 2019;35(2):670–81. Available from: https://doi.org/10.1016/j.arthro.2018.09.006.

3. Daggett M, Helito C, Cullen M, Ockuly A, Busch K, Granite J, et al. The anterolateral ligament: An

anatomic study on sex-based differences. Orthop J Sport Med. 2017;5(2):2-6.

4. Ariel de Lima D, Helito CP, Lacerda de Lima L, Dias Leite JA, Costa Cavalcante ML. Study of the Nerve Endings and Mechanoreceptors of the Anterolateral Ligament of the Knee. Arthrosc - J Arthrosc Relat Surg [Internet]. 2019;35(10):2918–27. Available from: https://doi.org/10.1016/j.arthro.2019.05.023.

5. Helito CP, Do Prado Torres JA, Bonadio MB, Aragão JA, De Oliveira LN, Natalino RJM, et al. Anterolateral Ligament of the Fetal Knee. Am J Sports Med. 2017;45(1):91-6.

6. Helito CP, Helito PVP, Bonadio MB, Pécora JR, Bordalo-Rodrigues M, Camanho GL, et al. Correlation of Magnetic Resonance Imaging With Knee Anterolateral Ligament Anatomy: A Cadaveric Study. Orthop J Sport Med. 2015;3(12):1-7.

7. Helito CP, do Amaral C, Nakamichi Y da C, Gobbi RG, Bonadio MB, Natalino RJM, et al. Why Do Authors Differ With Regard to the Femoral and Meniscal Anatomic Parameters of the Knee Anterolateral Ligament?: Dissection by Layers and a Description of Its Superficial and Deep Layers. Orthop J Sport Med. 2016;4(12):1-9.

8. Helito CP, Demange MK, Bonadio MB, Tírico LEP, Gobbi RG, Pécora JR, et al. Anatomy and histology of the knee anterolateral ligament. Orthop J Sport Med. 2013;1(7):1-5.

3
Histologia do Ligamento Anterolateral do Joelho

Júlio Augusto do Prado Torres • Marco Kawamura Demange

Como bem descrito nos diversos capítulos deste livro, o ligamento anterolateral (LAL) foi inicialmente descrito por Segond em 1879.[1] Em 2013, com os estudos de Claes et al., surgiu crescente interesse pelo estudo em detalhes dessa estrutura ligamentar distinta na região anterolateral do joelho.[2] Desde então, diversos artigos têm sido publicados descrevendo sua importância na estabilidade rotacional do joelho.

Desde o início, muita controvérsia foi citada no tema ao redor da existência ou não do LAL como estrutura ligamentar individual no joelho. O estudo da histologia das estruturas anterolaterais do joelho, bem como as origens e inserções ósseas, inserção meniscal, relação de proximidade com o trato iliotibial, permitiu a determinação da existência do ligamento anterolateral.

O primeiro ponto fundamental na aquisição de lâminas para estudo histológico é a adequada dissecção anatômica da região anterolateral do joelho. A etapa subsequente consiste na individualização minuciosa das estruturas e referências anatômicas. Nasu et al. descreveram em detalhes a dissecção anatômica realizada para obtenção das suas peças histológicas.[3] Trata-se de um estudo conduzido em espécimes cadavéricos com idade média de 80 anos.[2] Para a dissecção, após a retirada da pele e do subcutâneo, procede-se com a incisão do trato iliotibial no ponto médio da coxa, que em seguida é rebatido anteriormente e, por fim, desinserido do tubérculo de Gerdy. Em seguida o bíceps femoral é incisado e rebatido inferiormente. A próxima estrutura a ser individualizada é o ligamento colateral lateral. Finalmente, identifica-se o ligamento anterolateral, atravessando superficialmente o colateral lateral.[2] O LAL é melhor individualizado com o joelho examinado em flexão e rotação interna como mostra a dissecção da Figura 3.1.[3]

Também foi levantada a discussão sobre a correlação entre idade e presença do LAL. Nesse sentido, nosso grupo de estudos realizou a dissecção de 20 espécimes cadavéricos de joelhos fetais com idade média de 28 semanas.[4] O LAL foi encontrado em todos os vinte fetos de forma clara.[4] Assim como nos cadáveres adultos, nos fetos a dissecção e rebatimento sequencial da fascia lata e ligamento colateral lateral até chegar ao ligamento anterolateral foi a mesma. Do mesmo modo que nos adultos, a individualização desse ligamento nos fetos foi mais facilmente realizada em flexão e rotação interna. No estudo do LAL fetal, o mesmo foi removido em bloco, juntamente com uma porção do menisco lateral.[4] A preparação do material dissecado, para estudo histológico, foi feita em solução de formaldeído a 10% embebida longitudinalmente em cera de parafina. Em seguida, cortes histológicos de 4 μm são feitos e as lâminas coradas com hematoxilina-eosina. As lâminas coradas dessa forma permitiram observar a celularidade, a orientação e a densidade das fibras do ligamento anterolateral, como mostra a Figura 3.3. A marcação com imuno-histoquímica para colágeno tipo 1 (1:1000 dilution; Clone ab34710; Abcam) permitiu observar a presença do mesmo na matriz do ligamento anterolateral.[4] Tanto em joelhos fetais como em adultos, o estudo histológico do ligamento anterolateral foi de suma importância para comprovar a presença de fibras de colágeno tipo 1 bem organizadas e alinhadas, com presença de vasos sanguíneos (ramo da artéria genicular lateral inferior) permeando o tecido conjuntivo. A distinção entre espécimes fetais e adultos é que no primeiro há maior celularidade.[4]

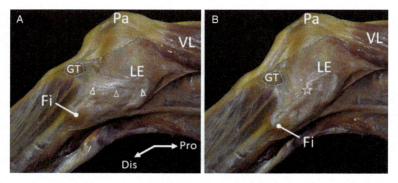

Figura 3.1. Observa-se nas figuras o ligamento anterolateral do joelho indicado por triângulos (imagem à esquerda) e estrela (imagem à direita). Na imagem A, o joelho encontra-se em rotação interna com individualização nítida do ligamento anterolateral. Na imagem B, o joelho encontra-se em rotação externa e ligamento anterolateral perde sua evidência.

Investigações recentes têm sugerido que lesões do ligamento anterolateral estão associadas a lesões do menisco lateral.[5,6] Pesquisadores apontam uma inserção meniscal do ligamento anterolateral como relação causal dessas lesões.[7,8,9] Histologicamente, foi confirmada a inserção meniscal do ligamento anterolateral, proximal à sua inserção final no tubérculo de Gerdy.[10,11,12] Helito et al. também demonstraram que há duas porções distintas do ligamento anterolateral: fibras suprameniscais e fibras inframeniscais.[13] Corbo et al.[14] estudaram especificamente a diferença entre as porções supra e inframeniscais do ligamento anterolateral, tanto do ponto de vista biomecânico como do ponto de vista histológico. Biomecanicamente, ficou claro que as fibras infra meniscais são mais resistentes e mais rígidas. No entanto, essa diferença biomecânica não se traduziu do ponto de vista histológico, tendo as duas porções do ligamento anterolateral composição semelhante das fibras de colágeno. Além disso, também encontraram semelhança na área transversal ocupada por ambas as porções.[14]

O estudo histológico também corroborou a análise anatômica microscópica da porção anterolateral do joelho. Macchi et al.[15] realizaram um estudo histotopográfico e observaram que o ligamento anterolateral se encontra na terceira camada (Classificação de Seebacher) e que está separado da artéria genicular lateral inferior apenas por diminuto tecido adiposo.[15] Também mostraram que o ligamento anterolateral é composto principalmente de colágeno tipo 1 (90%), 3 (5%) e 6 (3%) e algumas fibras elásticas (1%). O colágeno tipo 1 é organizado em paralelo, com fibrilas onduladas envolvidas pelo colágeno tipo 6.[15]

Por fim, também foi de suma importância pesquisar a existência de estruturas neurais no ligamento anterolateral, assim como foi estudado em outros ligamentos: cruzados anterior e posterior.[16,17,18] Essas terminações nervosas no interior dos ligamentos conferem propriedade proprioceptiva e consequentemente atuam tanto de forma estática quanto dinâmica na estabilidade do joelho. Ariel de Lima et al.[19] estudaram a morfologia e distribuição das terminações nervosas no ligamento anterolateral. A preparação das lâminas seguiu o método da imunofluorescência usando o produto do gene da proteína 9.5 (PGP) como anticorpo primário e, o anticorpo secundário, o Alexa Fluor 488, como proposto por Jew et al.[20]. As lâminas foram examinadas em um microscópio confocal de varredura a laser (LSM 710; Carl Zeiss). Mecanorreceptores tipo I (Ruffini-like) foram identificados em todas as 20 amostras analisadas por imunofluorescência, bem como terminações nervosas livres (tipo IV). Na Tabela 3.1, encontra-se a Classificação de Mecanorreceptores de Freeman e Wyke:[21]

Tabela 3.1 . Classificação de Mecanorreceptores de Freeman e Wyke[21]

Tipo	Nome	Característica	Tamanho (um)	Características
I	Tipo Ruffini	Forma arredondada, finamente mielinizada, conectada por fibras nervosas	100 x 40	Limiar baixo, adaptado lentamente
II	Tipo Pacini	Em forma de coluna ou cone, espessamente mielinizada	280 x 120	Limiar baixo, adaptado rapidamente
III	Tipo Golgi	Em forma de fuso, finamente mielinizado, conectado por fibras nervosas mais espessas	600 x 100	Limiar baixo, adaptado lentamente
IV	Terminações nervosas livres	Não mielinizado, irregular	Diâmetro 0,5 a 5	Transmite estímulos nociceptivos

Bridgestock C, Rae C. Anatomy, physiology and pharmacology of pain. Anesthesia and intensive care medicine, v. 14, p. 480-3, 2013.

Ariel de Lima et al.[19] descobriram que a maioria das terminações nervosas se localizava próximo à origem e inserções do LAL, embora também estivessem presentes na parte central do ligamento. Johansson et al.[22] concluíram que os ligamentos contribuem para a estabilidade articular por meio de uma combinação de suas características mecânicas e sensoriais. As terminações nervosas do tipo I, que demoram para se adaptar e exibem baixos limiares mecânicos [21], atuam no controle do posicionamento articular e da cinestesia.[23] Essas terminações são sensíveis às cargas de tensão axial, além de desempenharem um papel na regulação da estabilidade articular por meio do controle da musculatura ao redor do joelho.[22]

Nesse sentido, a aferência por meio de mecanorreceptores do tipo I potencialmente ajuda a coordenar o movimento proprioceptivo da articulação.[24] Por causa da geometria articular do joelho durante a flexo-extensão, maior movimento ocorre na lateral do joelho e o côndilo femoral lateral cobre uma distância maior.[25,26] Esses achados sugerem que o ligamento anterolateral é importante para a propriocepção e estabilização anterolateral do joelho.[19]

O aprofundamento do estudo histológico do ligamento anterolateral foi fundamental para comprovação da sua existência, bem como para determinar o padrão fibrilar, bem alinhado e rico em colágeno tipo 1, padrão característico de outros ligamentos já conhecidos do joelho. Permitiu ainda, comprovar a existência de uma clara inserção do LAL no menisco lateral, o que pode explicar a combinação frequente de lesão do LAL com lesões desse menisco. E, finalmente, também através da histologia pôde-se descobrir a presença de mecanorreceptores, fundamentais na propriocepção e estabilidade dinâmica da região anterolateral do joelho. O avanço das pesquisas ao redor desse tema talvez possa nos conduzir a precisão ainda maior da microanatomia da região anterolateral, o que possibilitará assertividade superior nas reconstruções desse ligamento.

A seguir, Figuras 3.2 a 3.5 demonstrando o desenho esquemático, imagens histológicas e os mecanorreceptores propostos por Freeman e Wyke.

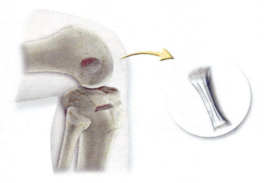

Figura 3.2. Desenho esquemático mostrando o ligamento anterolateral e a inserção femoral e tibial.[27]

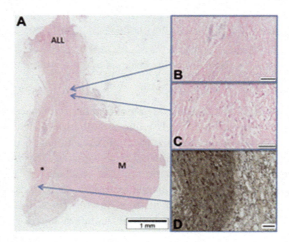

Figura 3.3. Imagens histológicas de (A) ligamento anterolateral (A) e sua relação com o menisco (M) em um feto de 37,3 semanas, demonstrando (B) presença de vasos sanguíneos (escala 1 mm = 100 μm), (C) tecido conjuntivo denso e organizado com alta celularidade de fibroblastos (escala 1 mm = 50 μm) e (D) presença abundante de colágeno tipo I (escala 1 mm = 560 μm). O asterisco em (A) indica a porção distal do ligamento anterolateral fetal.[27]

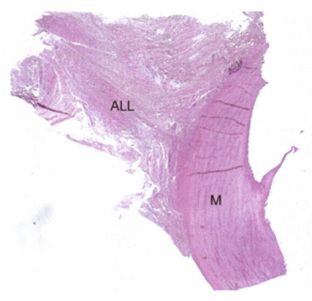

Figura 3.4. Imagem histológica de corte longitudinal da inserção do ligamento anterolateral (ALL) no menisco lateral (M). Nesta imagem, é possível observar as fibras do ligamento espalhando-se imediatamente antes da sua inserção no menisco lateral.[28]

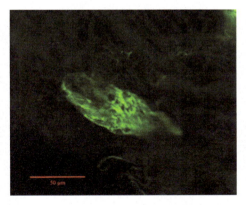

Figura 3.5. Mecanorreceptores tipo I, como proposto por Freeman e Wyke. Ligamento anterolateral do joelho (corte com 50 μm de espessura) analisado por microscopia de varredura a laser. Imunofluorescência obtida por coloração 9.5 com proteína genética como anticorpo primário e Alexa Fluor como anticorpo secundário (bar: 50 μm).[29]

Referências Bibliográficas

1. Segond P. Recherches cliniques et experimentales sur les epanchements sanguins du genou par entorse. BureauxduProgresMedical. 1879;7:297-9, 319-21, 340-1.

2. Claes S, Vereecke E, Maes M, Victor J, Verdonk P, Bellemans J. (2013) Anatomy of the anterolateral ligament of the knee. J Anat 223:321-8.

3. Nasu H, Nimura A, Yamaguchi K, Akita L. (2020) Morphology of the anterolateral ligament: a complex of fibrous tissues spread to the anterolateral aspect of the knee join. Anat Sci 95 (4): 470-7.

4. Helito CP, Torres JAP, Bonadio MB, Aragao JA, Oliveira LN, Natalino RJM, et al. Anterolateral ligament of the fetal knee. Am J Sports Med. 2017; 45(1): 91-6.

5. Van Dyck P, Clockaerts S, Vanhoenacker FM, Lambrecht V, Wouters K, Smet E, et al. (2016) Anterolateral ligament abnormalities in patients with acute anterior cruciate ligament rupture are associated with lateral meniscal and osseeous injuries. Eur Radiol 26:1-9.

6. Hughston JC, Andrews JR, Cross MJ, Moschi A. (1976) Classification of knee ligament instabilities part II: the lateral compartment. J Bone Jt Surg 58:173-9.

7. Helito CPC, Demange MMK, Bonadio MB, Tírico LEP, Gobbi RG, Pécora JR, Camanho GL. (2013) Anatomy and histology of the knee anterolateral ligament. Orthop J Sport Med. doi:10.1177/2325967113513546.

8. Shybut TB, Vega CE, Haddad J, Alexander JW, Gold JE, Noble PC, Lowe WR. (2015) Effect of lateral meniscal root tear on the stability of the anterior cruciate ligament-deficient knee. Am J Sports Med 43:905-11.

9. Vincent J-P, Magnussen RA, Gezmez F, Uguen A, Jacobi M, Weppe F, Al-Saati MF, Lustig S, Demey G, Servien E, Neyret P. (2012) The anterolateral ligament of the human knee: an anatomic and histologic study. Knee Surg Sport Traumatol Arthrosc 20:147-52.

10. Helito CP, Bonadio MB, Soares TQ, et al. The meniscal insertion of the knee anterolateral ligament. Surg Radiol Anat. 2016;38(2):223-8.

11. Helito CP, Demange MK, Bonadio MB, et al. Anatomy and histology of the knee anterolateral ligament. Orthop J Sports Med. 2013;1(7): 2325967113513546.

12. Vincent J-P, Magnussen RA, Gezmez F, et al. The anterolateral ligament of the human knee: an anatomic and histologic study. Knee Surg Sport Traumatol Arthrosc. 2012;20(1):147-52.

13. Helito CPC, Demange MMK, Bonadio MB, Tírico LEP, Gobbi RG, Pécora JR, Camanho GL. (2013) Anatomy and histology of the knee anterolateral ligament. Orthop J Sport Med. doi:10.1177/2325967113513546.

14. Corbo G, Norris M, Getgood A, Burkhart T. The infra-meniscal fibers of the anterolateral ligament are stronger and stiffer than the supra-meniscal fibers despite similar histological characteristics. Knee Surg Sports Traumatol Arthrosc (2017) 25:1078-85. DOI 10.1007/s00167-017-4424-y.

15. Macchi V, Porzionato A, Morra A, Stecco C, Tortorella C, Menegolo M, et al. The anterolateral ligament of the knee: a radiologic and histotopograohic study. Surg Radiol Anat (2016); 38(3):341-8.

16. Schultz RA, Miller DC, Kerr CS, Micheli L. Mechanoreceptors in human cruciate ligaments: A histological study. J Bone Joint Surg Am 1984;66(7):1072-6.

17. Schutte MJ, Dabezies EJ, Zimny ML, Happel LT. Neural anatomy of the human anterior cruciate ligament. J Bone Joint Surg Am 1987;69(2):243-7.

18. Zimny ML, Schutte M, Dabezies E. Mechanoreceptors in the human anterior cruciate ligament. Anat Rec 1986;214(2):204-9.

19. Lima DA, Helito CP, Lima LL, Leite JAD, Cavalcante MLC. Arthroscopy. 2019 Oct;35(10):2918-27. doi: 10.1016/j.arthro.2019.05.023.
20. Jew JY, Berger EJ, Berger RA, Lin YT. Fluorescence immunohistochemistry and confocal scanning laser microscopy: A protocol for studies of joint innervation. Acta Orthop Scand 2003;74(6):689-96.
21. Freeman M, Wyke B. The innervation of the knee joint. An anatomical and histological study in the cat. J Anat 1967;101:505-32 (Pt 3).
22. Johansson H, Sjölander P, Sojka P. A sensory role for the cruciate ligaments. Clin Orthop Relat Res 1991;268: 161-78.
23. Solomonow M. Sensory-motor control of ligaments and associated neuromuscular disorders. J Electromyogr Kinesiol 2006;16(6):549-67.
24. Çabuk H, Kus ku Çabuk F. Mechanoreceptors of the ligaments and tendons around the knee. Clin Anat 2016;29(6):789-95.
25. Amiri S, Cooke D, Kim IY, Wyss U. Mechanics of the passive knee joint. Part 1: The role of the tibial articular surfaces in guiding the passive motion. Proc Inst Mech Eng Part H J Eng Med 2006;220(8):813-22.
26. Amiri S, Cooke D, Kim IY, Wyss U. Mechanics of the passive knee joint. Part 2: Interaction between the ligaments and the articular surfaces in guiding the joint motion. Proc Inst Mech Eng H 2007;221(8): 821-32.
27. Helito CP, do Prado Torres JA, Bonadio MB, Aragão JA, de Oliveira LN, Natalino RJ, et al. Anterolateral Ligament of the Fetal Knee: An Anatomic and Histological Study. Am J Sports Med. 2017 Jan;45(1):91-96. doi: 10.1177/0363546516664888. Epub 2016 Oct 1. PMID: 27624543.
28. Helito CP, Bonadio MB, Soares TQ, da Mota e Albuquerque RF, Natalino RJ, Pécora JR, Camanho GL, Demange MK. The meniscal insertion of the knee anterolateral ligament. Surg Radiol Anat. 2016 Mar;38(2):223-8. doi: 10.1007/s00276-015-1533-5. Epub 2015 Aug 6. PMID: 26246342.
29. Lima AD, Helito CP, Lacerda de Lima L, Dias Leite JA, Costa Cavalcante ML. Study of the Nerve Endings and Mechanoreceptors of the Anterolateral Ligament of the Knee. Arthroscopy. 2019 Oct;35(10):2918-2927. doi: 10.1016/j.arthro.2019.05.023. PMID: 31604514.

4
Técnica de dissecção do complexo anterolateral do joelho

Lucas de Faria Barros Medeiros • Fábio Janson Angelini

Introdução

O ligamento anterolateral (LAL) foi descrito pela primeira vez por Segond em 1879, porém o estudo de sua anatomia e dissecção foi intensificado nos últimos anos, muito em função de seu papel adicional no controle rotacional do joelho.[1] Dessa maneira, este capítulo objetiva orientar uma abordagem sistematizada de dissecção do LAL revelando seu passo a passo.

Anatomia patológica

Ao se estudar a dissecção do LAL é fundamental ter uma boa base anatômica, além de sugerirmos a leitura prévia do capítulo específico desse livro, faremos uma abordagem simplificada. O complexo anterolateral é composto pelo trato iliotibial (TIT), cápsula articular e LAL que atuam em conjunto com o ligamento cruzado anterior na estabilidade rotacional anterolateral do joelho.[2] (Figura 4.1)

O TIT pode ser dividido em camadas, sua camada superficial tem inserção na linha áspera através do septo intramuscular lateral e a profunda se insere no fêmur nas fibras de Kaplan[2]. A inserção distal se encontra em duas cristas ósseas, a primeira na diáfise femoral distal e a segunda na região supracondilar. Profundo a essas estruturas, a porção fascial se insere proximal ao tubérculo lateral do gastrocnêmio, confluindo, na sequência, para o tubérculo de Gerdy.[2]

Existe controvérsia com relação a origem do LAL, porém acredita-se que a localização mais precisa é uma região que vai do centro para posterior e proximal do epicôndilo lateral.[1] O LAL segue uma trajetória anteroinferior, passando superficialmente ao ligamento colateral

lateral (LCL) e se insere entre o tubérculo de Gerdy e a cabeça da fíbula na região anterolateral da tíbia, cerca de 5 a 10 mm abaixo do planalto tibial.[2] Em seu trajeto, o LAL tem uma inserção no menisco lateral na transição do corpo para o corno anterior.[3]

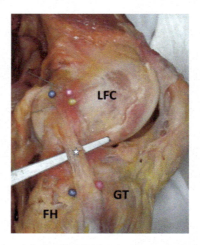

Figura 4.1. Imagem anterolateral do joelho direito demonstrando o LAL (asterisco) com origem posterior e proximal ao epicôndilo lateral (afinete amarelo) e inserção entre o tubérculo de Gerdy e cabeça da fíbula. Os alfinetes rosa e azul representam as extensões anterior e posterior do LAL, respectivamente. LFC: Epicondilo lateral; FH: Cabeça da fíbula; GT: Tubérculo de Gerdy. Disponível em Helito CP, Helito PVP. An overview of anatomy and imaging of the anterolateral structures of the knee. Techniques in Orthopaedics. 2018;33(4):206-12.

Dissecção

A dissecção do LAL inicia-se com uma incisão curvilínea na pela desde proximal ao epicôndilo lateral estendendo-se distalmente entre a cabeça da fíbula e o tubérculo de Gerdy. O tecido subcutâneo deve ser dissecado e rebatido até total visualização do TIT.[4] (Figura 4.2)

A 10 cm proximal do epicôndilo lateral, é realizada uma incisão transversa no TIT. Em seguida, faz-se uma dissecção direta até sua inserção no tubérculo de Gerdy. Esse é um passo importante na dissecção, pois a camada posterior do TIL pode ser confundida com o LAL já que essas estruturas podem estar intimamente aderidas. Tal camada do TIT, inclusive, foi motivo de controvérsias nos primeiros estudos de LAL. Para diferenciar essas estruturas, deve-se perceber que o LAL tem inserção proximal e posteior ao epicôndilo lateral enquanto que as fibras de Kaplan (inserção do TIT no fêmur distal) são proximais e não aderidas ao LAL.[5] Após rebater o TIT, uma estrutura com trajetória anterioinfeior e fibras paralelar através do aspecto anterolateral do joelho é o LAL. Segundo Ariel de Lima et al, a visualização do LAL é facilitada com joelho de 30° a 60° de flexão associada a rotação interna conforme Figura 4.3.

Histórico das Lesões Ligamentares

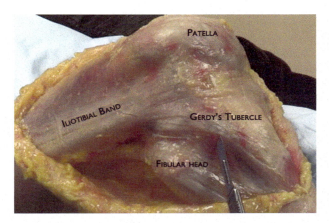

Figura 4.2. Patella: Patela; Iliotibial band: Trato iliotibial; Gerdy`s Tubercle: Tubérculo de Gerdy; Fibular Head: Cabeça da fíbula. Disponível em Daggett M, Busch K, Sonnery-Cottet B. Surgical Dissection of the Anterolateral Ligament. Arthroscopy Techniques. 2016 Feb 1;5(1):e185–8.

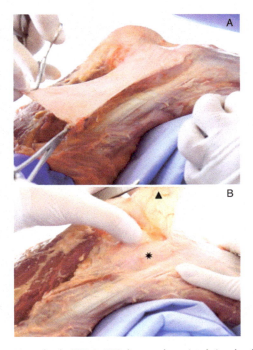

Figura 4.3. Dissecção anterógrada do TIT. A: TIT dissecado até tubérculo de Gerdy; B: TIT rebatido e fibras do LAL. Estrela (✻): LAL, triângulo (▲): TIT. Disponível em Ariel De Lima D, Helito CP, Daggett M, Neto FMM, de Lima LL, Leite JAD, et al. Anterolateral ligament of the knee: A step-by-step dissection. BMC Musculoskeletal Disorders. 2019 Apr 4;20(1).

O próximo passo é feito entre a face anterior do bíceps femoral e posterior do LAL, a dissecção é feita até localizar o ligamento colateral lateral (LCL). Ao localizar o LCL, deve-se continuar a dissecção proximalmente até a origem do LAL que se encontra proximal e posterior ao epicôndilo lateral do fêmur e do LCL, além de manter estreita relação com o tendão poplíteo.[5] Uma variante desse passo da dissecção é descrita por M Dagget et al, ao invés de manter a inserção do tendão do bíceps, é realizado a dissecção do mesmo e reflexão posterior.[4]

Ainda é possível observar a inserção meniscal do LAL, localizado entre o corpo e o corno anterior do menisco lateral. Por fim, sua inserção tibial deve ser indentificada entre a cabeça da fíbula e o tubérculo de Gerdy a uma distância de cerca de 4 a 7 mm do planalto tibial.[5] (Figura 4.4)

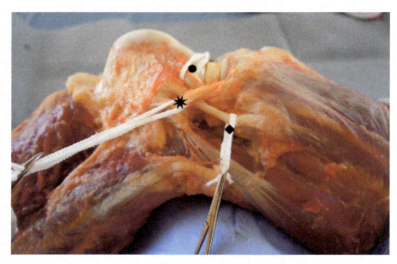

Figura 4.4. Ligamento anterolateral do joelho isolado. Estrela (✶): LAL; Diamante (◆): LCL; Círculo (●) Tendão poplíteo Disponível em Ariel De Lima D, Helito CP, Daggett M, Neto FMM, de Lima LL, Leite JAD, et al. Anterolateral ligament of the knee: A step-by-step dissection. BMC Musculoskeletal Disorders. 2019 Apr 4;20(1).

Conclusão

O ligamento anterolateral é uma estrutura que o cirurgião de joelho deve ter amplo domínio. Portanto, orientamos seguir esse passo a passo sistematizado de dissecção o que garantirá identificação do LAL em praticamente todos os joelhos dissecados e, consequentemente, aprimorar sua reconstrução cirúrgica.

Referências bibliográficas

1. Daggett M, Ockuly AC, Cullen M, Busch K, Lutz C, Imbert P, et al. Femoral Origin of the Anterolateral Ligament: An Anatomic Analysis. Arthroscopy – Journal of Arthroscopic and Related Surgery. 2016 May 1;32(5):835-41.

2. Helito CP, Helito PVP. An overview of anatomy and imaging of the anterolateral structures of the knee. Techniques in Orthopaedics. 2018;33(4):206-12.

3. Helito CP, Bonadio MB, Soares TQ, da Mota e Albuquerque RF, Natalino RJM, Pécora JR, et al. The meniscal insertion of the knee anterolateral ligament. Surgical and Radiologic Anatomy. 2016;38(2):223-8.

4. Daggett M, Busch K, Sonnery-Cottet B. Surgical Dissection of the Anterolateral Ligament. Arthroscopy Techniques. 2016 Feb 1;5(1):e185-8.

5. Ariel De Lima D, Helito CP, Daggett M, Neto FMM, de Lima LL, Leite JAD, et al. Anterolateral ligament of the knee: A step-by-step dissection. BMC Musculoskeletal Disorders. 2019 Apr 4;20(1).

5

Avaliação por Imagem do Complexo Anterolateral do Joelho – Parte 1: RM

Vitor Tavares Paula • Paulo Victor Partezani Helito

Destaques

A ressonância magnética (RM) é o método de escolha para a avaliação por imagem do ligamento anterolateral, uma vez que já é utilizada para avaliar outras estruturas internas do joelho em casos de entorse e sabidamente capaz de identificar o ligamento na maioria dos pacientes.

As anormalidades do ligamento anterolateral (LAL) na ressonância magnética, que incluem alteração de sinal, continuidade, trajeto e espessura, têm boa correlação com achados de exploração cirúrgica, comprovando a RM como um método de boa acurácia.

Além de se associar com lesões meniscais e periféricas, as lesões do LAL na ressonância magnética apresentam correlação com graus maiores de instabilidade no exame clínico de *pivot shift* em pacientes anestesiados para reconstrução do ligamento cruzado anterior (LCA).

Introdução e perspectivas históricas

O conhecimento vigente sobre o ligamento anterolateral (LAL) tem marco histórico inicial nas observações e descrições de Segond, em 1879,[1] que relatou o padrão de uma fratura avulsiva anterolateral da tíbia após mecanismos traumáticos de rotação interna. Por muito tempo, o interesse nas estruturas anterolaterais do joelho e, em especial, na fratura de Segond se limitou à grande associação com as roturas do ligamento cruzado anterior. Foi a partir de 2012, quando Vincent et al.[2] publicaram um estudo anatômico e histológico descrevendo o ligamento capsular lateral com detalhes e nomeando o mesmo como ligamento anterolateral (LAL) do joelho, que esta estrutura ganhou maior ênfase na literatura, incluindo diversos estudos radiológicos.

Embora diferentes métodos de imagem sejam capazes de identificar e avaliar o LAL direta ou indiretamente, ressaltando-se a ultrassonografia (tema de outro capítulo desta obra) como ferramenta para avaliação com manobras, a ressonância magnética é o principal método estudado para a avaliação das estruturas internas do joelho e, também, do ligamento anterolateral.[3-5] Tanto características intrínsecas ao método, nas quais se destaca a excelente resolução de contraste, como por sua disponibilidade e frequente utilização no contexto de trauma do joelho, tornaram a ressonância magnética o carro chefe no estudo das estruturas anterolaterais.

Os conceitos de avaliação por RM do ligamento anterolateral têm base na correlação entre a RM e em dissecções anatômicas de cadáveres,[3] observações de ressonância magnética de pacientes hígidos[4] e estudos mais avançados com correlações com outras lesões de joelho, exploração cirúrgica e avaliações biomecânicas.[7,14] (Figura 5.1)

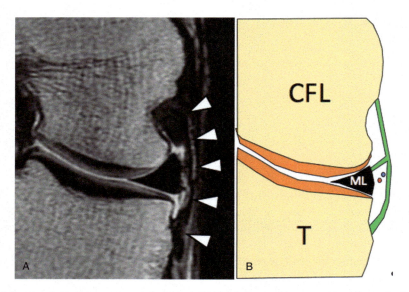

Figura 5.1. Anatomia do ligamento anterolateral. (A) RM de um cadáver com sequência de densidade protônica (corte coronal) evidenciando-se sua origem no côndilo femoral lateral e inserção tibial, indicado com cabeças de seta. (B) Desenho esquemático do ligamento anterolateral (em verde) e suas relações com o côndilo femoral lateral (CFL), menisco lateral (ML), vasos geniculares inferiores laterais (pontos amarelo e vermelho) e tíbia proximal (T).

Avaliação por ressonância magnética

Imagem do trato iliotibial

O trato iliotibial é uma estrutura composta por múltiplas camadas atuando como uma estrutura única. Apresenta um aspecto em banda, sendo possível avaliar através da ressonância magnética suas inserções no fêmur distal (fibras de Kaplan) e sua inserção na tíbia junto ao tubérculo de Gerdy.

A ressonância magnética demonstra uma estrutura em forma de banda com baixo sinal em todas as sequências, de margens regulares e com espessura de cerca de 1 a 3 mm ao nível do côndilo femoral lateral, sendo mais facilmente identificada no plano coronal. A avaliação multiplanar com imagens sagitais e axiais é sempre importante, tanto para confirmar os achados mais facilmente identificados no plano coronal, evitando-se efeitos de volume parcial que podem simular lesões, como, por exemplo, líquido articular no recesso lateral. Ressalta-se ainda a avaliação multiplanar para identificar as fibras de Kaplan, estruturas de menor dimensão, que são caracterizadas como duas bandas fibrosas conectando o trato iliotibial com o fêmur distal, usualmente localizadas a cerca de 3 cm e 5 cm proximal ao epicôndilo femoral lateral.[6]

Mansour et al. classificaram as lesões do TIT como estiramento menor, estiramento acentuado/lesão parcial e rotura, à semelhança de outras lesões ligamentares e musculotendíneas. Os estiramentos menores correspondem a edema (elevação de sinal nas sequências ponderadas em T2 – sensíveis a líquido) periligamentar junto das porções superficial ou profunda, com fibras íntegras e de espessura preservada. Os estiramentos acentuados, por sua vez, cursam com alteração do sinal das fibras ligamentares, com espessamento focal ou difuso associado a edema das estruturas de partes moles regionais. A rotura do TIT representa o estágio de descontinuidade de fibras ou avulsão da inserção distal ligamentar no tubérculo de Gerdy.[11]

A lesão das fibras de Kaplan tem sido estudada mais recentemente na literatura, com estudos reforçando o papel da ressonância magnética no estudo destes componentes do TIT. Atualmente, consideram-se sinais diretos e indiretos de lesão das fibras de Kaplan, sendo os sinais diretos a sua descontinuidade ou avulsão junto as inserções e os sinais indiretos alterações de sinal e espessura, edema ósseo na inserção, aspecto ondulado ou redundante e edema nas partes moles adjacentes.[12]

A síndrome da banda iliotibial é a lesão não-traumática mais comum envolvendo o TIT, frequentemente associada a atividades como ciclismo e corridas. Embora inicialmente descrita como atrito entre o TIT e o côndilo femoral lateral durante os movimentos de flexão e extensão, esse conceito é menos aceito atualmente. O estudo anatômico e funcional feito por Fairclough e colaboradores demonstrou que tal síndrome se deve mais a um provável mecanismo de compressão do TIT contra o côndilo femoral lateral do que por fricção entre essas estruturas.[12,13]

Apesar das discussões envolvendo a etiologia e o mecanismo exato da lesão, a síndrome da banda iliotibial apresenta manifestação típica na ressonância magnética: alto sinal da gordura interposta entre o trato iliotibial e o côndilo femoral lateral nas sequências sensíveis a líquido. O TIT pode apresentar espessamento e/ou alteração do sinal das suas fibras. Vale a pena salientar que alguns grupos de pacientes podem apresentar uma discreta alteração do sinal nesta topografia, sem representar necessariamente um quadro de síndrome do trato iliotibial, especialmente em idosos.[6,12,13]

Imagem do LAL

O ligamento anterolateral é individualizado na RM como uma fina banda linear, regular e de baixo sinal em todas as sequências, sendo notadamente identificado nas suas inserções meniscal e tibial. A fixação femoral é de visualização variável ao método, sobretudo devido às pequenas dimensões do ligamento, que determinam, em última análise, artefatos de volume parcial adjacentes ao côndilo femoral lateral, tornando o LAL indistinguível do ligamento colateral lateral neste plano.[3-8]

O plano mais adequado para avaliação do LAL é o coronal (Figura 5.2), sendo raramente identificado apenas em um único corte devido ao seu curso habitualmente oblíquo de posterior para anterior. A identificação ligamentar é auxiliada através da observação conjunta com eixo axial, para individualizar a estrutura ligamentar no seu curso anatômico e para o reconhecimento das estruturas adjacentes. Os vasos geniculares laterais inferiores podem ser utilizados como um marco anatômico para a bifurcação do LAL, que ocorre logo acima dessas estruturas vasculares, e, por estes vasos serem habitualmente fáceis de serem identificados, este é comumente um ponto inicial para a identificação do LAL.[3-6]

Após a bifurcação, o LAL dá origem às suas porções meniscal e tibial. A porção meniscal é a mais profunda e se insere entre o corno anterior e o corpo do menisco lateral. Já a porção tibial, por sua vez, tem curso superficial e mais longo que o trajeto da porção meniscal, com inserção localizada cerca de 6-7 mm distal ao plano da cartilagem articular do platô tibial lateral, entre o tubérculo de Gerdy e a cabeça da fíbula.[3,4,6] O aspecto anterior da inserção distal pode se apresentar indistinto das fibras posteriores do trato iliotibial de acordo com Porrino e colaboradores.[8]

A taxa de visualização do LAL nas ressonâncias magnéticas de joelho é muito variável na literatura, seja em indivíduos assintomáticos ou com trauma recente, o LAL é visualizado de 51-100% dos exames.[9] Tal variabilidade é atribuível a diversos fatores, que incluem a presença ou não de trauma e derrame articular, experiência do observador e técnica de aquisição das imagens. No entanto, acreditamos que observadores experientes tendem a visualizar o LAL na maioria dos joelhos com lesão do LCA e em exames com boa qualidade.

A identificação do LAL na RM mostrou bom desempenho também em crianças e adolescentes, sendo reconhecido por imagem em cerca de 70% dos casos do estudo envolvendo 363 exames conduzido por Helito e colaboradores, em 2018. A caracterização ligamentar foi mais difícil em crianças mais novas (abaixo dos 10 anos de idade). Esses dados são relevantes dado que a população pediátrica apresenta piores desfechos na reconstrução do ligamento cruzado anterior e há potencial de contribuição de lesões associadas do LAL em tais re-roturas do LCA, embora ainda não haja estudos com resultados conclusivos sobre o tema.[5]

Os critérios por RM para definir lesão no LAL são os mesmos utilizados para outras lesões ligamentares (Tabela 5.1), como: edema periférico, irregularidade de fibras, descontinuidade e avulsões ósseas. Um caso de anormalidade do LAL em conjunto com rotura do ligamento cruzado anterior é exemplificado na Figura 5.2. A RM é tida como um método de alta sensibilidade, especificidade e acurácia na detecção de alterações do LAL e de estruturas da cápsula anterolateral quando comparada à exploração cirúrgica, de acordo com a análise de uma coorte de pacientes por Monaco et al.[7] A taxa de visualização de anormalidades do LAL é variável na literatura, ocorrendo em 10-62,5% das RMs com rotura do LCA, frequentemente associadas com contusões ósseas.[10]

Alguns trabalham buscaram identificar as porções do LAL mais comumente lesionadas e apontaram maior frequência de injúria na inserção tibial, embora uma minoria de autores aponte nas suas casuísticas a porção femoral como a mais suscetível a lesão. A relevância clínica sobre o local da alteração ligamentar ainda é tema de discussão, sem consenso.[3]

A avulsão óssea ocorre na sua inserção distal e corresponde à fratura de Segond, que representa uma minoria das anormalidades do LCA, ao redor de 5%. Atualmente, sabe-se que o LAL é a principal estrutura responsável pela avulsão na fratura de Segond, estando consistentemente inserido no fragmento ósseo, embora fibras posteriores da banda iliotibial também possam estar relacionadas.[3-6,8-10]

Tabela 5.1. Achados de lesão do LAL na ressonância magnética

Achados de RM para Lesão do LAL
Elevação do sinal em T2
Irregularidade dos contornos
Anormalidade da espessura (afilamento ou espessamento)
Descontinuidade
Edema periligamentar
Avulsão óssea (fratura de Segond)

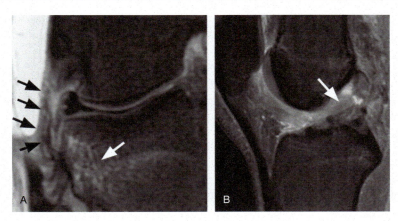

Figura 5.2. Achados na ressonância magnética de lesão do ligamento anterolateral em sequência sensível a líquido (T2 com saturação de gordura), notando-se no corte coronal (A) fratura de Segond, com edema ósseo contusional na tíbia proximal (seta branca), bem como descontinuidade e elevação do sinal do LAL, indicativos de lesão (setas pretas). Na imagem sagital (B), também T2 com saturação de gordura, observa-se a lesão associada do ligamento cruzado anterior (seta branca, na imagem B).

As anormalidades por RM do LAL possuem associação positiva com lesões dos ligamentos colaterais, tendão poplíteo, banda iliotibial e da cápsula articular anterolateral, e associação negativa com lesões parciais do LCA. Também é tema controverso a associação de lesões do LAL com lesões do menisco lateral no contexto de roturas do LCA.[3,6,10]

No entanto, a importância clínica das lesões do LAL na ressonância magnética vai além da sua associação com outras lesões. A literatura já tem estabelecido que o LAL atua conjuntamente com o LCA no controle da rotação interna e da translação anterior do joelho.[3,4,6,7] Anormalidades do LAL na RM tem correlação com graus maiores no teste de *Pivot Shift* (com o paciente anestesiado no momento da artroscopia) em pacientes com rotura do LCA, tendo associação positiva com graus II e III. A importância de tal associação é que, ao prever uma maior instabilidade no momento da reconstrução do LCA, o ortopedista pode se preparar de forma mais adequada para uma reconstrução anterolateral com base nos exames de imagem.

É preciso ressaltar ainda o papel dos métodos de imagem nos estudos de seguimento pós-operatório do LAL, em paralelo aos avanços das técnicas cirúrgicas que buscam restaurar a estabilidade rotatória do joelho e reduzir o fenômeno de *Pivot Shift* em roturas de LCA. No trabalho de Lobo e colaboradores de 2020, a combinação dos métodos radiográficos com a RM é capaz de caracterizar as principais modalidades cirúrgicas – tenodese extra-articular lateral (LET) e a reconstrução do LAL, bem como evidenciam as complicações pós-cirúrgicas mais frequentes, incluindo lesão iatrogênica do ligamento colateral lateral, mal posicionamento do material de fixação e lesões dos enxertos.[14]

Conclusão

A importância clínica e funcional do ligamento anterolateral vem sendo cada vez mais considerada tanto nos estudos anatômicos quanto na prática clínica e cirúrgica, tendo a avaliação por imagem um papel crescente na caracterização estrutural ligamentar e no estadiamento das lesões associadas. A ressonância magnética figura como principal método para acessar o LAL e tem mostrado bom desempenho dos seus achados quando correlacionada a dados de exame clínico dinâmico e de explorações cirúrgicas.

A inclusão do estudo do LAL na propedêutica dos exames de joelho por médicos radiologistas, sobretudo em casos como os de traumas rotacionais, roturas de ligamento cruzado anterior e/ou fratura de Segond parece promissora na adequação e adoção de melhores condutas clínico-cirúrgicas para esse grupo de pacientes.

Referências bibliográficas

1. Segond P. Recherches Cliniques et Expérimentales sur Lesépanchements Sanguins du Genou par Entorse. Paris: Aux Bureaux du Progres Medical; 1879:85.
2. Vincent JP, Magnussen RA, Gezmez F, Uguen A, Jacobi M, Weppe F, et al. The anterolateral ligament of the human knee: an anatomic and histologic study. Knee Surg Sports Traumatol Arthrosc. 2012;20(1):147-52.
3. Helito CP, Helito PVP, Bonadio MB, et al. Correlation of Magnetic Resonance Imaging With Knee Anterolateral Ligament Anatomy: A Cadaveric Study. Orthopaedic Journal of Sports Medicine. December 2015. doi: 10.1177/2325967115621024.
4. Helito CP, Helito PVP. MRI evaluation of the anterolateral ligament of the knee: Assessment in routine 1.5-T scans. Skeletal Radiol. 2014;43:1421–7.
5. Helito CP, Helito PVP, Leão RV, et al. Magnetic resonance imaging assessment of the normal knee anterolateral ligament in children and adolescents. Skeletal Radiol 47, 1263-8 (2018).
6. Helito CP, Helito PVP. An Overview of Anatomy and Imaging of the Anterolateral Structures of the Knee. Tech Orthop. 2018;33(4):206-12. doi:10.1097/BTO.0000000000000308.

7. Monaco E, Helito CP, Redler A, et al. Correlation Between Magnetic Resonance Imaging and Surgical Exploration of the Anterolateral Structures of the Acute Anterior Cruciate Ligament–Injured Knee. The American Journal of Sports Medicine. 2019;47(5):1186-93. doi: 10.1177/0363546519831686.

8. Andrade R, Rebelo-Marques A, Bastos R, Zaffagnini S, Seil R, Ayeni OR, Espregueira-Mendes J. Identification of Normal and Injured Anterolateral Ligaments of the Knee: A Systematic Review of Magnetic Resonance Imaging Studies. Arthroscopy. 2019 May;35(5):1594-1613.e1. doi: 10.1016/j.arthro.2018.10.120. Epub 2019 Apr 15. PMID: 31000390.

9. Porrino J Jr, Maloney E, Richardson M, Mulcahy H, Ha A, Chew FS. The Anterolateral Ligament of the Knee: MRI Appearance, Association With the Segond Fracture, and Historical Perspective. American Journal of Roentgenology, 2015. 204:2, 367-73.

10. Helito CP, Helito PVP, Leão RV, et al. Anterolateral ligament abnormalities are associated with peripheral ligament and osseous injuries in acute ruptures of the anterior cruciate ligament. Knee Surg Sports Traumatol Arthrosc 25, 1140-8 (2017). https://doi.org/10.1007/s00167-017-4498-6.

11. Mansour R, Yoong P, McKean D, et al. The iliotibial band in acute knee trauma: patterns of injury on MR imaging. Skeletal Radiol 43, 1369-75 (2014). https://doi.org/10.1007/s00256-014-1918-2.

12. Batty LM, Murgier J, Feller JA, O'Sullivan R, Webster KE, Devitt BM. Radiological Identification of Injury to the Kaplan Fibers of the Iliotibial Band in Association With Anterior Cruciate Ligament Injury. The American Journal of Sports Medicine. 2020;48(9):2213-20. doi:10.1177/0363546520931854.

13. Fairclough J, Hayashi K, Toumi H, Lyons K, Bydder G, Phillips N, et al. Is iliotibial band syndrome really a friction syndrome? J Sci Med Sport. 2007 Apr;10(2):74-6; discussion 77-8. doi: 10.1016/j.jsams.2006.05.017. Epub 2006 Sep 22. PMID: 16996312.

14. Lôbo CF, Helito PVP, Bordalo-Rodrigues M, Helito CP. (2020). Computed tomography (CT), X-ray, and MRI evaluation of two anterolateral knee reconstruction techniques: lateral extra-articular tenodesis (LET) and the anterolateral ligament (ALL) reconstruction. Skeletal Radiology. doi:10.1007/s00256-020-03402-2.

6

Avaliação por Imagem do Complexo Anterolateral do Joelho – Parte 2: USG

Carlos Felipe Teixeira Lôbo • Paulo Victor Partezani Helito

Introdução

O ligamento anterolateral (LAL) foi identificado pela primeira vez no estudo ultrassonográfico em um relato de caso por Cianca et al. em 2014.[1] Desde então, a quantidade de pesquisas que descrevem a utilização da ultrassonografia como método de imagem na avaliação do ligamento vem crescendo.

Estudos relataram altos índices de confiabilidade na detecção do LAL através do ultrassom.[2-4] Cavaignac et al.[5] e Zappia et al.[6] relataram sensibilidade de 100%, sendo o ligamento visível em toda a sua extensão desde a origem femoral até a inserção tibial para Cavaignac et al., embora Zappia et al. tenham ponderado dificuldades na identificação da inserção proximal, anatomicamente próxima às origens do ligamento colateral lateral e do tendão poplíteo. Destaca-se também o estudo de Capo et al.[7] que, embora tenham identificado uma estrutura semelhante ao ligamento na maioria dos cadáveres estudados, questionaram a utilização do método considerando as dificuldades encontradas no que tange à diferenciação em relação às estruturas adjacentes, como trato iliotibial e cápsula articular, e à dificuldade em determinar as inserções proximal e distal e o seu curso anatômico.

Vale ressaltar as diferenças nas técnicas ultrassonográficas aplicadas nos estudos em questão. Cavaignac et al. e Zappia et al. adotaram a inserção distal como ponto inicial de avaliação, por ser anatomicamente melhor caracterizada aproximadamente na metade do trajeto entre a cabeça da fíbula e o tubérculo de Gerdy, já Capo et al. adotaram a inserção proximal como ponto de partida. A dificuldade na identificação da inserção proximal foi ressaltada por Oshima et al.[8], enquanto a distal foi identificada em toda a amostra.

Técnica

O estudo ultrassonográfico do LAL requer a lembrança de algumas relações anatômicas. São elas:

- Origem próxima ao epicôndilo lateral do fêmur (consistentemente demonstrada como posterior e proximal ao epicôndilo e à origem do ligamento colateral lateral).
- Superficial ao ligamento colateral lateral, ao tendão poplíteo e ao menisco lateral.
- Profundo ao trato iliotibial.
- Inserção distal no aspecto anterolateral proximal da tíbia aproximadamente a meio caminho entre o tubérculo de Gerdy e a cabeça da fíbula e a menos de 1 cm distal da margem do platô tibial lateral.

Vale a lembrança, também, de que o LAL é dividido em três porções: a porção femoral (da origem no epicôndilo lateral à bifurcação), a porção meniscal (da bifurcação à inserção no menisco lateral) e porção tibial (da bifurcação à inserção na tíbia). Além disso, destaca-se a posição profunda dos vasos geniculares laterais inferiores em relação ao aspecto distal do LAL.

A localização extra-articular nos tecidos de partes moles superficiais na região anterolateral do joelho permite a avaliação do LAL por meio de transdutores lineares de alta frequência, como de 12 a 18 MHz, sobretudo na inserção tibial, onde a espessura do subcutâneo é menor.

Embora a posição adotada pelo paciente no momento do exame varie entre os estudos, bem como o grau de flexão do joelho, percebe-se uma tendência em adotar graus de flexão entre 20° e 90°, proporcionando tensão ao ligamento e, portanto, facilitando a identificação de descontinuidades.[1,2,4,7-11] Ressalta-se que estudos biomecânicos demonstraram que a tensão máxima aplicada ao ligamento ocorre com 30° de flexão e rotação interna do joelho.[12,13] A rotação interna é adotada por alguns autores no intuito de promover tensão adicional, como quando da avaliação dinâmica. O paciente pode estar em posição supina ou em decúbito do lado contralateral ao examinado.[2,3]

O eixo principal de análise empregado é o longitudinal ao plano do ligamento, ou seja, coronal oblíquo ao joelho.(Figura 6.1) O plano axial ao joelho, no menor eixo do ligamento, demonstra uma área de secção transversa pequena e tem-se demonstrado inferior em relação à detecção anatômica e de lesões.[11]

O exame inicia através da identificação da porção distal do trato iliotibial e sua inserção no tubérculo de Gerdy com subsequente translação posterior do transdutor para identificação da inserção tibial do LAL. Após a identificação da inserção tibial, o polo proximal do transdutor é rotacionado cerca de 20° em direção a sua origem no epicôndilo lateral (sentido horário para o joelho direito e anti-horário para o joelho esquerdo), para avaliação completa do ligamento. A anatomia complexa na área do epicôndilo lateral torna mais difícil a detecção da sua origem femoral.(Figura 5.2) A artéria genicular lateral inferior é valiosa para identificação da porção tibial do ligamento e pode ser percebida através da pulsação ao modo B e ao estudo Doppler colorido ou pulsado.[2-4,8,9,11] (Figura 6.3)

Avaliação por Imagem do Complexo Anterolateral do Joelho – Parte 2: USG

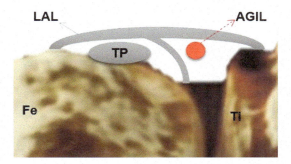

Figura 6.1. Ilustração esquemática do ligamento anterolateral no seu eixo longitudinal, inserido na tíbia, com trajeto superficial ao menisco lateral e ao tendão poplíteo. LAL: ligamento anterolateral; TP: tendão poplíteo; Fe: fêmur; círculo vermelho: artéria genicular inferior lateral (AGIL); Ti: tíbia.

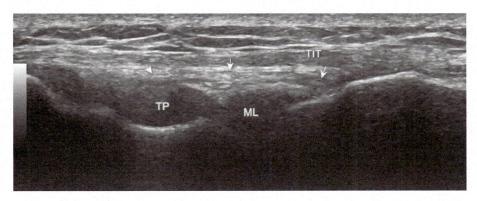

Figura 6.2. Ligamento anterolateral normal (setas brancas) com o padrão fibrilar hiperecogênico habitual. TIT: trato iliotibial; TP: tendão poplíteo; ML: menisco lateral.

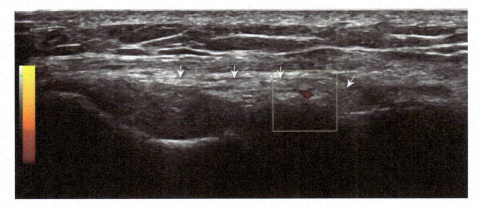

Figura 6.3. Ligamento anterolateral normal (setas brancas) com evidência da artéria genicular inferior lateral ao Doppler pulsado.

O LAL aparece ao ultrassom como estrutura fina, linear, hiperecogênica e fibrilar, distinta do trato iliotibial.[2,4-6] O terço médio do LAL apresenta proximidade com o menisco lateral, no entanto, a porção meniscal apresenta avaliação limitada, por vezes não sendo identificável,[2,8,9] podendo contribuir para isso o seu aspecto mais fino e a sua posição mais profunda. Artefatos de anisotropia podem reduzir a ecogenicidade na porção média da banda proximal do LAL, por conta da sua morfologia arqueada, muitas vezes necessitando um ângulo diferente abordagem.[2]

LAL patológico

A ultrassonografia é capaz de evidenciar lesões no LAL com maior frequência quando comparada com a ressonância magnética (RM). Cavaignac et al. relataram 63% de lesões do LAL em sua amostra de pacientes com lesão do ligamento cruzado anterior (LCA) utilizando ultrassonografia, enquanto a ressonância magnética permitiu evidenciar lesão em 53% dos casos, sendo que todas as lesões encontradas da ressonância magnética foram vistas ao ultrassom.[4] A maior resolução espacial da ultrassonografia, a liberdade para orientar o feixe ultrassonográfico no plano anatômico do ligamento e a possibilidade de avaliação dinâmica são benefícios intrínsecos à ultrassonografia, não abarcados pela RM convencional.

Em relação ao padrão de acometimento do LAL, Cavaignac et al. encontraram todas as lesões na inserção tibial tanto por meio da ultrassonografia quanto da RM, destacando-se a maior incidência de lesões ósseas na inserção tibial ao ultrassom, visualizadas em 50% e 13% dos casos, respectivamente.[4] A frequência de acometimento da inserção tibial favorece a técnica empregada na detecção do LAL, que a prioriza como ponto de partida.

O padrão ultrassonográfico de lesão do LAL é semelhante ao descrito para os ligamentos de uma maneira geral, com ênfase na avaliação estrutural e dos planos periligamentares. A ultrassonografia demonstra:[4,9]

- Acúmulo líquido hipoecoico periligamentar, decorrente de edema e hemorragia.
- Espessamento e hipoecogenicidade ligamentar com perda do padrão fibrilar habitual e contornos irregulares, podendo haver descontinuidade de fibras.
- Lesões ósseas na inserção tibial caracterizadas por descontinuidades e irregularidades corticais e avulsões, denominadas conjuntamente como Segond ultrassonográfico. Deve-se ressaltar que as descontinuidades e irregularidades corticais não correspondem a fraturas de Segond verdadeiras, uma vez que não cursam com destacamentos de fragmentos ósseos, e podem não ser visualizadas à RM, razão do destaque ao termo Segond ultrassonográfico.
- Hematoma na inserção tibial, no espaço entre a lesão cortical óssea e o LAL.

Bilfeld et al. analisaram a espessura do LAL medida no seu maior eixo longitudinal junto ao platô tibial e encontraram correlação estatística significativa entre lesão ligamentar e espessura superior a 1,1 mm (sensibilidade de 89,5% e especificidade de 97,56%).[9]

Yoshida et al. propõem uma classificação baseada na aparência ultrassonográfica da inserção tibial em relação às demais estruturas complexo anterolateral do joelho (trato iliotibial e cápsula articular) e na presença de fratura de Segond:[10]

- Grau 0: inserção tibial isoecoica.

- Grau 1: inserção tibial hipoecoica (aparência mais escura).
- Grau 2: inserção tibial anecoica (ausência de sinais de eco detectáveis).
- Grau 3: fratura de Segond (avulsão óssea)

Esses autores encontraram uma maior prevalência de alterações ultrassonográficas graus 1, 2 e 3 nos joelhos com lesão do LCA em relação aos joelhos sem lesão. Nos joelhos sem lesão do LCA, apenas lesões graus 0 e 1 foram encontradas, com índices de 90% e 11% respectivamente, sugerindo que alterações leves (grau 1) podem corresponder a uma variação da normalidade, enquanto as alterações graus 2 e 3 ficam restritas a quadros patológicos.[10]

Em uma nota técnica, Cavaignac et al. citam a avaliação dinâmica realizada na sala de cirurgia como ferramenta para constatação de lesão do LAL. Um auxiliar segura o pé do paciente e promove a rotação interna do joelho. Durante esse movimento, devem ser observadas a tensão aplicada ao LAL e a artéria genicular lateral inferior.(Figura 6.4) Na lesão do LAL, não ocorrerá aumento da tensão ligamentar e o fluxo sanguíneo na artéria genicular inferior lateral será interrompido, perceptível ao modo B e ao Doppler.[11]

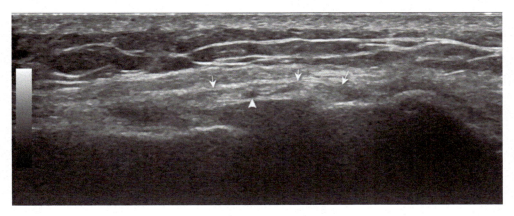

Figura 6.4. Ligamento anterolateral normal com manobra de rotação interna do joelho, destacando o aspecto tensionado (setas brancas). Artéria genicular lateral inferior (cabeça de seta).

Conclusão

A avaliação ultrassonográfica do LAL é possível e tem demonstrado maior capacidade de identificar lesões do que a RM, uma vez que o ultrassom apresenta maior resolução espacial, permite orientação no eixo anatômico verdadeiro do ligamento e possibilita avaliação dinâmica, com aplicação de tensão ligamentar. Somam-se os benefícios intrínsecos da ultrassonografia, como custo relativamente reduzido e acesso mais abrangente. Isso não significa que a RM perde espaço, os métodos são suplementares. O ultrassom tem limitação para avaliação das estruturas intra-articulares enquanto a RM mostra-se superior na avaliação do LCA. Além disso, deve-se considerar que o ultrassom é operador dependente, necessitando familiaridade com a anatomia do LAL, suas relações anatômicas, seu aspecto ultrassonográfico normal e patológico. Muitos dos índices descritos neste capítulo foram obtidos em estudos realizados em centros de excelência, com equipes habituadas na avaliação ultrassonográfica do LAL e que adotam o método rotineiramente no algoritmo de tratamento dos pacientes com instabilidade rotatória do joelho. Acreditamos, portanto, que a ultrassonografia tem espaço na avaliação do LAL e na instabilidade rotatória do joelho.

Pontos-chave

- A ultrassonografia é um método acurado e confiável para a identificação do ligamento anterolateral e de suas lesões, podendo ser considerada suplementar à ressonância magnética nos casos de instabilidade rotatória do joelho.
- Na técnica ultrassonográfica, começar com a identificação da inserção tibial e da artéria genicular lateral inferior, utilizando o eixo coronal oblíquo no sentido longitudinal do ligamento.
- O ligamento anterolateral aparece como estrutura fina, linear, hiperecogênica e fibrilar, distinta do trato iliotibial.
- São achados patológicos: acúmulo líquido hipoecoico periligamentar, espessamento e hipoecogenicidade ligamentar com perda do padrão fibrilar e contornos irregulares, descontinuidade de fibras, descontinuidades e irregularidades corticais e avulsões ósseas na inserção tibial (Segond ultrassonográfico).
- Ponderar a espessura superior a 1,1 mm medida ao nível do platô tibial como favorável ao diagnóstico de lesão.
- Leve hipoecogenicidade na inserção tibial do complexo anterolateral deve ser interpretada com cautela, podendo representar variação da normalidade.
- Considerar a avaliação dinâmica com rotação interna do joelho, observando o tensionamento ligamentar e a situação do fluxo sanguíneo na artéria genicular lateral inferior.

Referências bibliográficas

1. Cianca J, John J, Pandit S, Chiou-Tan FY. Musculoskeletal ultrasound imaging of the recently described anterolateral ligament of the knee. Am J Phys Med Rehabil. 2014;93(2):186.
2. Argento G, Vetrano M, Cristiano L, Suarez T, Bartoloni A, Erroi D, et al. Ultrasonographic assessment of the anterolateral ligament of the knee in healthy subjects. Muscle Ligaments Tendons J. 2017;07(03):485-90.
3. Kandel M, Cattrysse E, De Maeseneer M, Lenchik L, Paantjens M, Leeuw M. Inter-rater reliability of an ultrasound protocol to evaluate the anterolateral ligament of the knee. J Ultrason. 2019;19(78):181-6.
4. Cavaignac E, Faruch M, Wytrykowski K, Constant O, Murgier J, Berard E, et al. Ultrasonographic Evaluation of Anterolateral Ligament Injuries: Correlation With Magnetic Resonance Imaging and Pivot-Shift Testing. Arthrosc - J Arthrosc Relat Surg [Internet]. 2017;33(7):1384-90. Available from: http://dx.doi.org/10.1016/j.arthro.2017.01.040.

5. Cavaignac E, Wytrykowski K, Reina N, Pailhé R, Murgier J, Faruch M, et al. Ultrasonographic identification of the anterolateral ligament of the knee. Arthrosc - J Arthrosc Relat Surg. 2016;32(1):120-6.

6. Zappia M, Oliva F, Chianca V, Di Pietto F, Maffulli N. Sonographic Evaluation of the Anterolateral Ligament of the Knee: A Cadaveric Study. J Knee Surg. 2019;32(6):532-5.

7. Capo J, Kaplan DJ, Fralinger DJ, Adler RS, Campbell KA, Jazrawi LM, et al. Ultrasonographic visualization and assessment of the anterolateral ligament. Knee Surgery, Sport Traumatol Arthrosc. 2017;25(10):3134-9.

8. Oshima T, Nakase J, Numata H, Takata Y, Tsuchiya H. Ultrasonography imaging of the anterolateral ligament using real-time virtual sonography. Knee [Internet]. 2016;23(2):198-202. Available from: http://dx.doi.org/10.1016/j.knee.2015.10.002.

9. Faruch Bilfeld M, Cavaignac E, Wytrykowski K, Constans O, Lapègue F, Chiavassa Gandois H, et al. Anterolateral ligament injuries in knees with an anterior cruciate ligament tear: Contribution of ultrasonography and MRI. Eur Radiol. 2018;28(1):58-65.

10. Yoshida M, Herbst E, Albers M, Musahl V, Fu FH, Onishi K. The anterolateral complex in anterior cruciate ligament deficient knees demonstrate sonographic abnormalities on high-resolution sonography. Knee Surgery, Sport Traumatol Arthrosc. 2017;25(4):1024-9.

11. Cavaignac E, Laumond G, Reina N, Wytrykowski K, Murgier J, Faruch M, et al. How to Test the Anterolateral Ligament With Ultrasound. Arthrosc Tech [Internet]. 2018;7(1):e29-31. Available from: https://doi.org/10.1016/j.eats.2017.08.046.

12. Neri T, Palpacuer F, Testa R, Bergandi F, Boyer B, Farizon F, et al. The anterolateral ligament: Anatomic implications for its reconstruction. Knee [Internet]. 2017;24(5):1083-9. Available from: http://dx.doi.org/10.1016/j.knee.2017.07.001.

13. Kennedy MI, Claes S, Fuso FAF, Williams BT, Goldsmith MT, Turnbull TL, et al. The anterolateral ligament: An anatomic, radiographic, and biomechanical analysis. Am J Sports Med. 2015;43(7):1606-15.

7
Epidemiologia e Relevância Clínica do Complexo Anterolateral do Joelho

Luís Eduardo Passareli Tírico • Marcos Bruxelas de Freitas Junior

"Novo ligamento achado no joelho humano..."

Em novembro de 2013 uma série de reportagens sobre a saúde, publicada em sites e revistas da BBC e NY Times, trouxeram à tona um tema que geraria grandes controvérsias no meio médico; onde frente a um mundo desenvolvido com diversos meios de diagnósticos por imagem e exames ultramodernos, é a antiga técnica de dissecção anatômica que traria uma das maiores descobertas do ano: um novo ligamento achado no joelho humano. A frase do início do capítulo estampou matéria da revista NY Times.[1] Mas será que a frase é verdadeira? Realmente um novo ligamento foi descoberto? Será que esse ligamento realmente existe e se sim, qual a sua verdadeira função no joelho? Esse é o objetivo do capítulo atual, onde até o final dessa leitura será apresentado a você leitor relatos da história sobre o complexo anterolateral do joelho, sua relevância clínica na prática ortopédica e os achados mais atuais sobre sua prevalência e epidemiologia.

Antes de começarmos a descrever a história dos estudos do complexo anterolateral do joelho, é importante destacar as consequências que as reportagens citadas acima trouxeram ao meio acadêmico. Como um novo ligamento é descoberto frente a todos os avanços que já existem na medicina? Essa foi a principal questão utilizada pelos autores da reportagem, o que levou a duas reações:

1. O ligamento não existe. e
2. Já existia e apenas mudaram o nome.

Neste capítulo, vamos destacar a história do complexo anterolateral e como essas percepções distintas afetaram os resultados dos diversos estudos que existem sobre o tema.

O complexo anterolateral e sua história

A história do complexo anterolateral começa junto com os primeiros artigos relacionados a lesão ligamentar do joelho, apesar de na época ainda não existir um nome específico para essa região, o interesse pela fisiopatologia das lesões do joelho eram temas recorrentes no meio cirúrgico. Em 1845, Bonnet[2] destaca uma tríade clínica de dor, edema articular e hemartrose em pacientes com trauma rotacional no joelho, não relacionado a fratura, que desencadeava uma instabilidade translacional ao joelho acometido. A partir desse artigo, diversos estudos anatômicos foram realizados para caracterizar as estruturas lesadas, onde em 1871, J. Henle[3] descreve pela primeira vez as estruturas laterais do joelho. O estudo de Henle demostrou que existem outras estruturas além do ligamento colateral lateral (LCL), inclusive com desenhos anatômicos do possível análogo ao ligamento anterolateral (LAL), responsáveis pela estabilidade do joelho.

Em 1876, começa a história das lesões do complexo anterolateral e sua ação sobre a estabilidade articular, onde o estudo descritivo do cirurgião geral Paul Segond[4] destaca uma possível lesão de uma banda fibrosa, de aspecto perolado e resistente como causa da instabilidade rotacional associada as lesões do ligamento cruzado anterior (LCA). O estudo foi uma revisão do trabalho de Bonnet, replicando forças de trauma rotacional sobre os joelhos de forma a identificar as estruturas lesionadas. Os principais achados do estudo foi a presença de lesão dessa banda fibrosa em 50% dos casos que tinham lesão do LCA associada a instabilidade rotacional, sendo que uma parte dessas lesões seriam representadas por uma avulsão óssea do platô tibial lateral. Contextualizado o achado para a época, foi um grande avanço em relação ao conhecimento existente, tornando-se inclusive um sinal radiográfico característico de lesão do LCA (Figura 7.1), apesar de não descrever os detalhes da estrutura fibrosa presente na região anterolateral.

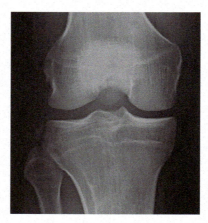

Figura 7.1. Sinal radiográfico de Segond, o primeiro sinal radiológico descrito a indicar a lesão ligamentar do cruzado anterior.

A partir de 1917, Hey Groves descreve uma das primeiras reconstruções cirúrgicas do ligamento cruzado anterior realizada com um enxerto do trato iliotibial, descrevendo em 1919 um sinal clínico de instabilidade rotacional do joelho posteriormente caracterizado pelo teste do *pivot shift* e característico da lesão do LCA.[2] Durante o período de 1910 até 1970, diversos trabalhos foram realizados com ênfase no ligamento cruzado anterior, em relação as técnicas de reconstrução do LCA e seus resultados funcionais, apresentando melhora significativa para os pacientes operados. Tais resultados podem ter diminuído o ímpeto pelo estudo da fisiopatologia e biomecânica das lesões ligamentares do joelho, uma vez que o resultado cirúrgico era aceitável para a época vigente. No entanto, um estudo merece destaque, sendo realizado por Jost[3] em 1921, onde através de dissecção de cadáver ele identificou em 82% dos pacientes um ligamento responsável pela estabilidade rotacional conhecido com ligamento epicôndilo-meniscal lateral (Figura 7.2), representando o primeiro estudo anatômico de prevalência do complexo anterolateral.

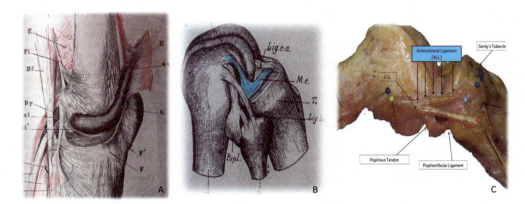

Figura 7.2. Representação anatômica da evolução histórica do ligamento anterolateral. A: estruturas laterais do joelho descritas por Henle em 1871, sendo a estrututa "al" o análogo ao ligamento anterolateral. B: descrição do ligamento epicondilomeniscal lateral de 1921. C: imagem anatômica do LAL descrita por Claes, 2013. Fonte: A e B: imagens disponíveis em Cavaignac E, Ancelin D, Louis J, Wytrykowski K, Faruch M, et al. Historical perspective on the "discovery" of the anterolateral ligament f the knee. Knee Surgery, Sport Traumatol Atherosc, 2016. C: imagem disponível em Claes S, Verrecke E, Maes M, Victor J, Verdonk P, Bellemans J. Anatomy of the anterolateral ligament f the knee. J Anat, 2013.

A partir de 1976, os estudos do Dr. Jack Hughston,[5] da Universidade de Columbus, Georgia, retornam a destacar a importância da instabilidade rotacional, destacando os componentes responsáveis pela estabilidade articular medial e lateral. O estudo foi o primeiro a documentar a incidência de lesões rotacionais e descrever as estruturas presentes em cada região do joelho, destacando sua anatomia e função biomecânica na prevenção da instabilidade articular. Hughston foi o primeiro a descrever as estruturas do complexo lateral do joelho, onde apesar de uma descrição simplificada, seria a descrição utilizada como base até os tempos atuais. Ele dividiu a região lateral do joelho em três partes: anterior; terço médio e posterior. A região do ligamento capsular anterior era composta por estruturas delgadas e finas, em continuidade com o retináculo e músculo vasto lateral, e não possuíam inserção femoral. A região capsular posterior era composta pelo complexo arqueado e o canto posterolateral (CPL). A região do ligamento capsular médio (ou terço médio da cápsula) era composta pelo trato iliotibial e o ligamento capsular médio, sendo a região responsável pelo suporte lateral do joelho a 30 graus de flexão e estabilidade do *pivot shift*, quando associado a lesão do LCA. Essa divisão do terço médio da cápsula foi a primeira descrição do complexo anterolateral do joelho.

A segunda metade do século 20 trouxe ainda dois estudos importantes para a história do complexo anterolateral do joelho. Em 1979, Dr. William Woods[6] fez uma revisão dos achados entre o estudo de Segond e os achados da instabilidade anterolateral descrita por Hugston. Nesse estudo, Woods destaca a avulsão óssea da tíbia proximal lateral como um sinal de lesão da cápsula articular lateral, principalmente seu terço médio, sendo um indicativo de instabilidade rotacional anterolateral; o que diferenciava do sinal de Segond onde a avulsão óssea indica lesão do LCA. Já em 1986, Terry[7] realiza um estudo anatômico em pacientes com instabilidade anterolateral destacando a presença de lesão em uma das estruturas do terço médio da cápsula lateral, no entanto a estrutura destacada foi identificada como um componente profundo do trato iliotibial, posteriormente denominado como banda anterior obliqua do trato iliotibial.

Nos tempos atuais, diversos estudos sobre o tema foram publicados onde alguns merecem destaque. Em 2007, Vieira et al.[7] descrevem a banda profunda do trato iliotibial como um novo ligamento, sendo a primeira vez que o termo ligamento anterolateral é utilizado, porém a descrição anatômica ainda era pouco detalhada. Em 2012, Vicent[8] realiza o primeiro estudo descritivo detalhado da anatomia do LAL, baseado em achados intraoperatórios em pacientes submetidos a artroplastia total do joelho, porém mantinha a descrição do ligamento anterolateral como uma banda profunda e anterior do trato iliotibial, com sua inserção anterior ao tendão do poplíteo. Esses achados justificam o destaque dado ao estudo belga de 2013 do novo ligamento encontrado no joelho humano.

O estudo de Steve Claes de 2013[8] foi o estudo com maior destaque as características anatômicas do ligamento anterolateral e sobre suas funções relacionadas a estabilidade articular do joelho, servindo como estímulo para diversas outras publicações que surgiriam na sequência (desde 2013, mais de 500 artigos foram publicados sobre o tema conforme demonstrado pelo gráfico da Figura 7.3). Portanto, conforme destacado no próprio artigo do Dr. Claes, não é um novo ligamento, mas sim a primeira vez que essa estrutura é detalhada nos mínimos detalhes em um estudo científico.

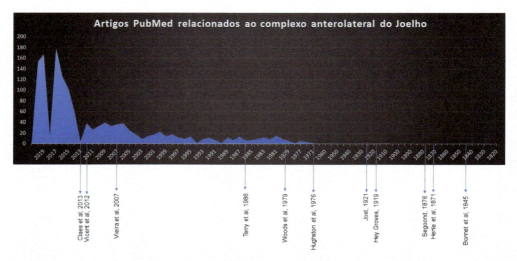

Figura 7.3. Gráfico da linha do tempo correlacionando os principais artigos publicados sobre o complexo anterolateral e o número de artigos disponíveis na plataforma PubMed.

Afinal, o que é o complexo anterolateral?

O ligamento anterolateral é a estrutura principal do complexo anterolateral. O estudo de Claes, de 2013, destacou a importância do ligamento anterolateral, porém não demostrou sua correlação com as diferentes estruturas que compõem o complexo anterolateral, o que justifica a divergência em relação a prevalência dos achados anatômicos descritos por Claes e outros autores que questionaram a existência do ligamento anterolateral. Tais divergências serão descritas a seguir na seção de epidemiologia.

O complexo lateral do joelho possui uma caracterização distinta em relação ao medial devido a migração distal da fíbula que ocorre durante o desenvolvimento embrionário. Devido essa peculiaridade, a cápsula lateral possui duas camadas distintas, uma superficial e outra profunda, que são recobertas pelo trato iliotibial (TIT). O TIT superficial, composto pelas fibras de Kaplan com orientação mais vertical, possui inserção no fêmur distal através do septo intermuscular na linha áspera e é o principal estabilizador rotacional do joelho. Intrinsicamente a essa inserção femoral, existe uma contiguidade da camada média do TIT com as fibras de orientação obliqua e uma combinação da camada profunda do TIT distal ao septo intermuscular (Figura 7.4). A divisão da cápsula e do TIT em diferentes planos, porém adjacentes, formam uma camada cápsulo-óssea que representa a porção mais profunda do TIT. Essa camada cápsulo-óssea é o componente mais superficial do complexo anterolateral do joelho. Essa estrutura possui uma inserção mais ampla sobre o epicôndilo lateral e aspecto semelhante a uma membrana, que continua adjacente ao tendão do musculo gastrocnêmio lateral, o que pode levar a dificuldade de identificação em estudos anatômicos caso a técnica de dissecção seja inadequada.[9]

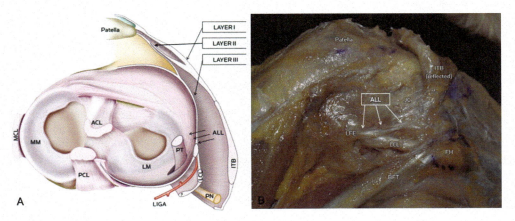

Figura 7.4. Complexo anterolateral do joelho. A: camadas do trato iliotibial (ITB) e interação da sua camada mais profunda com a cápsula articular e o ligamento anterolateral (ALL). B: demonstração das estruturas que compõem o complexo anterolateral do joelho, camada profunda do trato iliotibial (ITB), cápsula articular (JC) e o ligamento anterolaterl (ALL). Fonte: reproduzida do artigo Claes S, Vereecke E, Maes M, Victor J, Verdonk P, Bellemans J. Anatomy of the anterolateral ligament f the knee. J Anat, 2013.

A segunda estrutura do complexo anterolateral é a cápsula articular propriamente dita, correspondendo ao ligamento capsular médio descrito nos diversos estudos citados anteriormente. O ligamento é formado pela junção entre as duas camadas da capsula articular, que ocorre anterior ao ligamento colateral lateral, conferindo maior resistência a essa região do terço médio da cápsula. O ligamento anterolateral (LAL) é a terceira e última estrutura pertencente ao complexo anterolateral (Figura 7.5). Ele é mais profundo e mais resistente, sendo uma combinação das diferentes camadas presentes nas estruturas anteriormente citadas, que se fundem distalmente em uma inserção única na tíbia. O LAL possui uma origem femoral proximal e posterior ao epicôndilo lateral, com duas inserções distais:

1. Ao corpo do menisco lateral através do ligamento coronário.
2. Inserção tibial 4-10 mm distal a linha articular e entre a cabeça da fíbula e o tubérculo de Gerdy.[9-10]

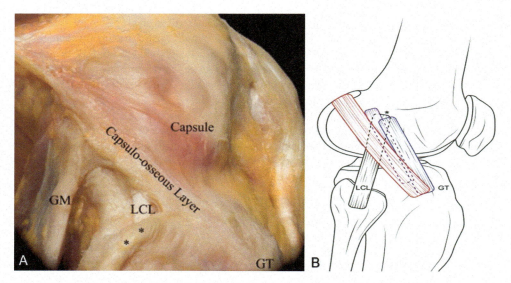

Figura 7.5. Complexo anterolateral do joelho. A: relação entre as estruturas que compõem o complexo anterolateral superficial, sendo a camada profunda do trato iliotibial (ITB) representada pela camada cápsulo-óssea. B: demonstração das estruturas que compõem o complexo anterolateral do joelho. O ITB, em vermelho, a cápsula articular, em azul, e o ligamento anterolateral em roxo. Fonte: Musahl V, Herbst E, Burnham JM, Fu FH. The anterolateral complex and anterolateral ligament of the knee. Journal of the American Academy of Orthopaedic Surgeons, April 15, 2018. Vol 26(8):261-7. Doi: 10.5435/JAAOS-D-16-00758.

Epidemiologia

Os estudos epidemiológicos sobre a prevalência da existência do complexo anterolateral possuem grandes divergências na literatura, podendo variar de 12% dos casos até 100% dos casos,[10] levando inclusive alguns autores a questionarem a verdadeira existência do ligamento anterolateral. No entanto, destacamos que essa variação tem relação com possíveis estudos realizados de maneira inadequada em relação a técnica de dissecção, levando a subestimar a verdadeira incidência dessa estrutura no joelho humano.

A prevalência estimada do ligamento anterolateral em uma população adulta ocidental varia entre 82 a 100% dos indivíduos, enquanto em população oriental essa taxa chega a variar entre 37,2 até 100% dos casos (Tabela 7.1). Uma justificativa para essa divergência de achado é descrita no trabalho de Zhang et al.,[11] no qual o autor descreve uma incidência maior de um complexo anterolateral fino em aspecto de membrana (camada mais superficial do complexo, identificada como ligamento apenas em estudo histológico) em relação a presença do ligamento anterolateral verdadeiro (camada mais profunda e espessa). Esse achado ocorre devido a imaturidade ligamentar existente em orientais por menor adesão a esportes de alta demanda articular. Esse achado é compatível com o estudo de Shea,[12] de 2016, onde o ligamento anterolateral é menos desenvolvido em crianças em idade pré-puberal devido a menor sobrecarga fisiológica sobre o joelho.

Tabela 7.1. Descrição da prevalência do ligamento anterolateral em diferentes estudos anatômicos

Autor	País	Ano	Tipo de estudo (número de joelhos)	Prevalência
Jost et al.	França	1921	Cadáver (40)	82%
Laprade et al.	Estados Unidos	2000	Cadáver e RNM (27)	100%
Vicent et al.	França	2012	Pacientes submetidos a ATJ (30)	100%
Claes et al.	Bélgica	2013	Cadáver (41)	97%
Helito et al.	Brasil	2013	Cadáver (21)	100%
Watanabe et al.	Japão	2016	Cadáver (54)	37,20%
Shea et al.	Estados Unidos	2016	Cadáver (14)	64,28%
Zhang et al.	China	2018	Análise de membro amputado (20)	100%
Cho et al.	Coreia	2019	Cadáver (120)	42,5%

Apesar de achados divergentes, o estudo japonês de Watanabe,[13] de 2016, apresentou uma descrição anatômica da prevalência dos diferentes tipos do complexo anterolateral existentes na população japonesa, criando uma classificação para a diferente morfologia do complexo. Apesar de identificar o complexo anterolateral em apenas 37,2% dos casos, os autores determinaram que 54,3% desses achados apresentavam morfologia do LAL denso e forte (Tipo I), enquanto 45,7% apresentavam morfologia do LAL em aspecto de membrana (Tipo II). Em relação ao tipo I, descreveram três formas de apresentação da morfologia do ligamento:

- Ia: em forma de "V" e superficial ao LCL (69% casos).
- Ib: em forma de "X" e posterior ao LCL (16% casos).
- Ic: anterior e profundo ao LCL (16% casos).

Já em relação ao tipo II, descreveram duas formas distintas:

- IIa: não possui conexão com menisco lateral (62,35% casos).
- IIB: paralelo ao LCL (45,7%).

Uma relação importante a ser destacada na epidemiologia das lesões do LAL é sua associação às lesões do LCA, onde lesão do LAL é identificada em ressonância magnética entre

28,2 até 40% dos casos de lesão aguda do LCA. Ao analisarmos as anomalias radiológicas do LAL apresentadas nos exames, podemos classificar a lesão em quatro tipos distintos conforme descrito por Ferreti et al,[14] 2016.

- Tipo I: multinível, incluindo LAL e cápsula anterolateral (32% casos).
- Tipo II: multinível, incluindo LAL e cápsula posterolateral (26% casos).
- Tipo III: lesão intra-substancial do LAL em sua porção distal (22% casos).
- Tipo IV: avulsão óssea de Segond (10% casos).

Ao analisarmos o tipo de lesão do ligamento anterolateral, novamente divergências surgem na literatura. Os primeiros estudos de anomalias do LAL associada a lesão do LCA descrevem a maioria da lesão como sendo na porção distal; no entanto, estudos recentes comprovam uma maior incidência de lesão na origem femoral do LAL quando associado a lesão aguda do LCA, conforme estudo descrito por Helito et al.,[15] 2016 (Figura 7.6).

- Lesão femoral (72% casos).
- Lesão tibial (21% casos – 12% ligamentar e 9% de lesão óssea de Segond).
- Lesão combinada femoral e tibial (6% casos).
- Lesão ligamento coronário/meniscal (48% casos).

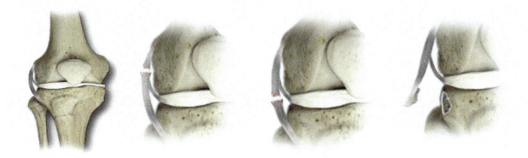

Figura 7.6. Diferentes tipos de lesão do ligamento anterolateral. Fonte: Helito CP, Helito PV, Costa HP, Demange M, Bordalo-Rodrigues M. Assessment of the anterolateral ligament of the knee by magnetic resonance imaging in acute injuries of the anterior cruciate ligament. Athrosc Relat Surg, 2016.

A lesão do ligamento anterolateral no trauma rotacional do joelho apresenta ainda uma correlação estatisticamente significante com a força do trauma. Em pacientes com trauma de menor intensidade e lesão parcial do LCA, apenas 4,1% dos casos terão lesão do LAL associada.[16] Em casos de alta energia como na lesão multiligamentar do joelho, a incidência de lesão do LAL pode ocorrer em 91,8% dos pacientes; sendo a lesão do colateral lateral o principal fator de associação.[17] A correlação entre pacientes com lesão do LCA e lesão dos colaterais ou presença de lesão óssea do platô tibial lateral apresentam alta correlação com a lesão do ligamento anterolateral.[17,18] Essa indicação de maior gravidade de lesão é correlacionada pelo achado em exame físico do *pivot shift* em pacientes com lesão LCA, onde apenas 20% dos casos com *pivot shift* grau I irão apresentar lesão associada; enquanto 73% dos casos de *pivot shift* grau III irão apresentar lesão do LAL.[19]

Importância clínica do complexo anterolateral

Entre 7 a 19% dos pacientes submetidos a reconstrução do LCA com enxerto de flexores ou patelar irão apresentar *pivot shift* residual grau II ou III. Apesar de uma minoria permanecer sintomática após a reabilitação fisioterápica, a persistência do *pivot shift* ao exame físico é um dos principais fatores de pior resultado funcional a longo prazo.[7] Baseado nesses achados e em estudos recentes da biomecânica do complexo anterolateral, o ligamento anterolateral possui papel fundamental na prevenção dessa alteração (Figura 7.7).

Biomecânica do ligamento anterolateral	
Função	Restritor secundário da rotação interna. Controle do *pivot shift* quando LCA lesado.
Tensão	Máxima: em tensão ou rotação interna de 20°. Mínima: flexão de 120° ou 90° associada à rotação interna.
Tensão média	31 N/mm
Falha	180 N

Figura 7.7. Dados biomecânicos extraídos da revisão sistemática produzida a partir do Consenso Europeu de Lyon, 2015.

Desde os estudos desenvolvidos por Segond em 1876, posteriormente complementado por Hughston em 1976 e Woods em 1979, o complexo anterolateral é caracterizado como um importante estabilizador rotacional do joelho. Sabemos hoje em dia que o ligamento anterolateral é um estabilizador passivo da rotação interna entre 60-90 graus de flexão, apresentando função importante no controle da translação anterior em pequenos graus de flexão em pacientes com lesão do LCA.[20] Apesar dos estudos não comprovarem o grau do *pivot shift* com a lesão do LAL, sabemos que quando associado a lesão do LCA existe aumento no *pivot shift* e consequente maior instabilidade articular, motivando assim a reconstrução combinada dessas estruturas em pacientes de alto risco. São caracterizados como pacientes de alto risco aqueles que apresentam alguma das características a seguir: hiperfrouxidão; *pivot shift* grau III, praticantes esportes movimento de pivô; jovens; lesão crônica ou relesão e presença de fratura de Segond.[19]

A reconstrução do ligamento anterolateral é capaz de exercer efeito protetor sobre reparo do corno posterior do menisco medial associado a reconstrução do LCA, mesmo em casos que não apresentam as características citadas anteriormente,[21] sendo um possível fator protetor contra a ocorrência de osteoartrose medial secundária à lesão meniscal. Com base nesses achados, alguns podem argumentar se não seria interessante associar a reconstrução do LAL em todos os casos de reconstrução do LCA. Atualmente isso não é aceito como uma indicação formal, pois apesar de agregar maior estabilidade, o maior controle articular representa um aumento da pressão sobre o compartimento lateral do joelho. Além disso, uma boa parte dos pacientes não lesam o LAL durante o trauma que leva a lesão do LCA, não sendo necessária sua reconstrução nos casos que o mesmo esteja íntegro. Apesar dos relatos de a reconstrução do LAL aumentar a pressão no compartimento lateral do joelho, estudos comprovam que esse aumento não se correlaciona com aumento na incidência de osteoartrite.[21] Assim, veremos nos próximos capítulos desse livro quando indicar a reconstrução associada dos ligamentos e quais tipos de reconstrução existem atualmente.

Pontos-chaves

- Estudos referentes ao ligamento anterolateral são descritos na literatura desde 1876.
- Existe grande variabilidade na morfologia do ligamento anterolateral, onde estudos de dissecção anatômica podem vir a subestimar a verdadeira prevalência dessa estrutura.
- O ligamento anterolateral representa a estrutura mais profunda do complexo anterolateral do joelho, responsável por agregar estabilidade rotacional aos pacientes com lesão do ligamento cruzado anterior associada.
- Nos casos de lesão aguda do LCA, até 40% dos pacientes terão algum tipo de lesão do ligamento anterolateral, sendo a lesão proximal (origem femoral) a mais comum.

Referências bibliográficas

1. Segond P, Facebook O, Surgery K. Editorial The Knee Anterolateral Ligament. 2014;30(11):1385-8.
2. Kristof S, Slane J, Scheys L, Forsyth R, Claes S. The Anterolateral ligament has similar Biomechanical and Histologic Properties to the Inferior Glenohumeral ligament. Arthrosc J Arthrosc Relat Surg. 2017;1-8.
3. Cavaignac E, Ancelin D, Chiron P, Louis J, Wytrykowski K, Faruch M, et al. Historical perspective on the " discovery " of the anterolateral ligament of the knee. Knee Surgery, Sport Traumatol Arthrosc, 2016.
4. Murgier J, Sevre J, Feller JA, Cavaignac E. The Origin of the Knee Anterolateral Ligament Discovery: A Translation of Segond's Original Work With Commentary. Arthrosc J Arthrosc Relat Surg. 2019;35(2):684-90.
5. Hughton JC, Andrews JR, Cross MJ, Moschi A. Classification of Knee Ligament Instabilities part II: the lateral compartment. Annu Meet Am Orthop Assoc. 1976;58.
6. Wodds WG, Stanley RF, Tullos H. Lateral capsular sign: x-ray clue to significant knee instability. Am J Sports Med. 1979;7:27-33.
7. Roessler PP, Schuttler KF, Heyse TJ, Wirtz DC, Efe T. The anterolateral ligament (ALL) and its role in rotational extra-articular stability of the knee joint : a review of anatomy and surgical concepts. Arch Orthop Trauma Surg. 2015.
8. Claes S, Vereecke E, Maes M, Victor J, Verdonk P, Bellemans J. Anatomy of the anterolateral ligament of the knee. J Anat. 2013;321-8.
9. Burnham J, Fu F, Musahl V, Herbst E. The Anterolateral Complex and Anterolateral Ligament of the Knee. Amer Acad Orthop Surg. 2018;0(0):1-7.
10. Pomajzl R, Maerz T, Shams C, Guettler J, Bicos J. A Review of the Anterolateral Ligament of the Knee: Current Knowledge Regarding Its Incidence, Anatomy, Biomechanics, and Surgical Dissection. Arthrosc J Arthrosc Relat Surg. 2014;1-9.

11. Zhang H, Qiu M, Xu Z, Wang W, Chen S, Zhang J, et al. The prevalence and morphological characteristics of the knee anterolateral ligament in Chinese population. J Anat. 2018;(1):1-9.

12. Shea KG, Milewski MD, Bs PCC, Ganley TJ, Fabricant PD, Bs EBT, et al. Anterolateral Ligament of the Knee Shows Variable Anatomy in Pediatric Specimens. Clin Orthop Relat Res, 2016.

13. Watanabe J, Suzuki D, Mizoguchi S, Yoshida S, Fujimiya M. The anterolateral ligament in a Japanese population: Study on prevalence and morphology. J Orthop Sci, 2016: 2-6.

14. Ferretti A, Fabbri M, Maestri B, Carli A De. Prevalence and Classification of Injuries of Anterolateral Complex in Acute Anterior Cruciate Ligament Tears. Arthrosc J Arthrosc Relat Surg. 2016;1-8.

15. Helito CP, Helito PV, Costa HP, Demange M, Bordalo-rodrigues M. Assessment of the Anterolateral Ligament of the Knee by Magnetic Resonance Imaging in Acute Injuries of the Anterior Cruciate Ligament. Arthrosc J Arthrosc Relat Surg. 2016;1-7.

16. Song Y, Yang J-H, Choi WR, Lee JK. Magnetic Resonance Imaging-Based Prevalence of Anterolateral Ligament Abnormalities and Associated Injuries in Knees with Acute Anterior Cruciate Ligament Injury. J Knee Surg. 2018:1(212).

17. Marwan Y, Kulkarni S, Addar A, Boily M, Martineau PA. Anterolateral Ligament Injury in Knee Dislocations. Arthrosc J Arthrosc Relat Surg. 2018: 1-7.

18. Kraeutler MJ, Welton KL, Chahla J, Laprade RF, Mccarty EC. Current Concepts of the Anterolateral Ligament of the Knee. Am J Sport Med. 2017;20:1-8.

19. Bertrand S, Daggett M, Fayard J, Ferretti A, Helito CP, Lind M, et al. Anterolateral Ligament Expert Group consensus paper on the management of internal rotation and instability of the anterior cruciate ligament - deficient knee. J Orthopaed Traumatol. 2017.

20. Holger B, Oliver D, Wolfgang K, Lutz F, Freutel M. Function and strain of the anterolateral ligament part I : biomechanical analysis. Knee Surgery, Sport Traumatol Arthrosc. 2017;0(0):0.

21. Sonnery-cottet B, Saithna A, Blakeney WG, Ouanezar H, Borade A, Daggett M, et al. Anterolateral Ligament Reconstruction Protects the Repaired Medial Meniscus: A Comparative Study of 383 Anterior Cruciate Ligament Reconstructions From the SANTI Study Group With a Minimum Follow-up of 2 Years. Am J Sports Med. 2018;1-8.

22. Cho H, Kwak D. Anatomical Consideration of the Anterolateral Ligament of the Knee. 2019.

8
Indicações da reconstrução extra-articular anterolateral associada ao LCA

Camilo Partezani Helito • Diego Ariel

Introdução

As lesões do Ligamento Cruzado Anterior (LCA) são muito frequentes em nosso meio, principalmente em decorrência da prática desportiva. Só nos Estados Unidos mais de 100.000 lesões são reportadas anualmente.[1]

A instabilidade perceptível pelo paciente após a ruptura do LCA é, na maioria das vezes, provocada pelo *pivot shift* do joelho. Estima-se que até 25% das reconstruções do LCA evoluem com um *pivot* residual, revelando evidente dificuldade das atuais técnicas reconstrutivas isoladas do LCA de restaurar a cinemática normal do joelho em muitos casos.[2]

O Ligamento Anterolateral do joelho (LAL) (Figura 8.1) contribui para a estabilidade do joelho, tendo uma ação sinérgica ao LCA, principalmente na estabilidade rotacional. Alguns autores defendem a tese de que a lesão combinada do LCA e do LAL pode ser responsável por uma porcentagem de pacientes que não evoluem de maneira satisfatória após a reconstrução intra-articular isolada do LCA e defendem a associação da reconstrução do LAL para restaurar a estabilidade do joelho.[1]

Assim, tem-se defendido a importância do LAL ao desempenhar um papel na estabilidade rotacional anterolateral do joelho e que sua reconstrução, quando combinada com a do LCA, pode ser benéfica para alguns grupos de pacientes.[3]

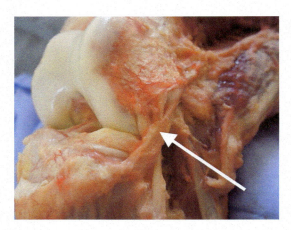

Figura 8.1. Ligamento Anterolateral do Joelho (seta branca). Fonte: figura do autor.

LAL e o objetivo da reconstrução conjunta com o LCA

O LAL é descrito como uma estrutura triangular na topografia anterolateral do joelho, profundamente ao trato iliotibial e superficialmente ao ligamento colateral lateral. Estudos biomecânicos demostraram que o LAL é um importante estabilizador contra a rotação tibial anterolateral e afeta o *pivot shift* na falha do LCA.[4] Mesmo tendo apenas entre 10 a 20% da espessura do LCA, o LAL comporta-se como um estabilizador secundário rotacional. O mecanismo de lesão do LAL combinado com a lesão do LCA é semelhante ao mecanismo da lesão isolada do LCA. Assim, o principal objetivo da reconstrução conjunta do LCA e LAL seria um maior controle rotacional e prevenção da re-ruptura do LCA, uma vez que o LAL agiria dividindo as forças com o LCA e evitando dessa forma uma sobrecarga do mesmo. De tal maneira, podemos inferir que as melhores indicações da reconstrução conjunta seriam as condições clínicas que expressem maior instabilidade rotacional e maior risco de re-ruptura.[4,5]

Condições que geram maior instabilidade rotacional do joelho e maior risco de re-ruptura LCA

Desde as primeiras publicações das técnicas de reconstrução conjunta do LCA e do LAL, as indicações de tal abordagem cirúrgica levavam em consideração as possíveis implicações biomecânicas do LAL, como explanado logo acima. Com o aumento do número de artigos, surgiram as primeiras revisões sistemáticas, "refinando", assim, as indicações.[6]

Dentre as principais condições encontradas, as mais citadas pelos autores são: *pivot shift* explosivo (grau 3), prática de esporte com mecanismo de *pivot* e/ou esporte de alto nível, recurvato do joelho ou hiperfrouxidão ligamentar e revisão de reconstruções. Outras indicações como lesão crônica do LCA, frouxidão rotacional subjetiva e os sinais radiológicos de fratura de Segond e afundamento do côndilo femoral lateral também foram encontradas.[4-6]

Pivot shift

Na década de 1970, Galway *et al.* descreveram o fenômeno do *pivot shift*, em pacientes com lesão do LCA. Nos pacientes com ruptura do LCA, de acordo com tais autores, no momento da extensão do joelho, o platô tibial lateral estaria subluxado em relação ao côndilo femoral. Essa subluxação seria reduzida espontaneamente em flexão e esse movimento seria percebido pelo paciente, durante a prática esportiva, especialmente em situações de corrida no momento de uma súbita mudança de direção, os ditos esportes pivotantes. Os autores classificaram este mecanismo como uma instabilidade dinâmica do joelho e atribuíram a ela o surgimento de alterações degenerativas no joelho como o achatamento do côndilo femoral, o aparecimento de erosões cartilaginosas e até mesmo lesão do menisco lateral. Desde essa descrição, manobras semiológicas para a detecção do fenômeno do *pivot shift* foram propostas por inúmeros autores e o teste do *pivot shift* se tornou a manobra mais específica para a detecção da instabilidade rotacional do joelho. Estudos apontam para a relação entre a presença do *pivot shift*, a função do joelho e o desenvolvimento de osteoartrose precoce nesta articulação, o que faz deste um sinal clínico importante na hora de se indicar um procedimento cirúrgico, visando uma maior sobrevida articular do joelho.

O teste do *pivot shift* avalia a instabilidade, combinada com a rotação interna e a translação anterior tibiofemoral. A especificidade do teste é muito alta, chegando em média a 98%. Esse teste é usado não só para diagnosticar a insuficiência do LCA como também para avaliar se ainda existe instabilidade residual pós-reconstrução. Todavia, sua sensibilidade é considerada baixa (média de 49%) devido à má técnica ou dificuldade técnica de execução, sobretudo devido ao bloqueio muscular involuntário nas situações em que o paciente se encontra não anestesiado no momento do exame.

O teste pode ser dividido em quatro graus: nenhuma instabilidade (Grau 0), *glide* ou "deslizamento" (Grau1), *clunk* ou "pancada" (Grau 2) e *gross* ou "explosivo" (Grau3), de acordo com a magnitude do fenômeno, subjetivamente determinada pelo examinador. Objetivamente, a frouxidão rotatória ainda é difícil de ser quantificada, embora a instabilidade anteroposterior possa ser mensurada por artrômetros, como o Telos, o KT-1000 e, mais recentemente, o Lachímetro.[7,8]

Re-ruptura de LCA

Os resultados a longo prazo da reconstrução do LCA são bons no que diz respeito à restauração da estabilidade articular, a melhoria dos sintomas e ao retorno às atividades esportivas anteriores à lesão. Nos últimos anos, houve um aumento do número de reconstruções LCA, tornando este procedimento uma das intervenções cirúrgicas ortopédicas mais realizadas. Com o aumento do número das reconstruções, um novo problema passou a ocorrer: a recidiva da instabilidade. Os maus resultados advindos da reconstrução do

LCA estão associados à limitação de arco de movimento, dor, instabilidade recorrente e à re-ruptura do enxerto. Todos esses maus resultados podem levar à indicação de uma cirurgia de revisão.[9]

As taxas de insucesso na reconstrução primária do LCA giram entre 10 a 25%, mas podem ser maiores dependendo dos critérios que definem a falha. Os erros técnicos têm sido apontados como as principais causas de falhas nas reconstruções. As causas responsabilizadas pela falência do enxerto após o primeiro tratamento cirúrgico são erros de técnica cirúrgica (sobretudo mau posicionamento dos túneis, principalmente o túnel femoral, inadequada fixação e tensão do enxerto), novo trauma, instabilidade ligamentar associada e não diagnosticada e não tratada na cirurgia inicial (com destaque para negligência de lesões periféricas) e reabilitação inadequada.

Falhas precoces (de seis a nove meses de pós-operatório) geralmente resultam de técnica cirúrgica pobre, falha de incorporação do enxerto ou possível reabilitação agressiva, enquanto falhas tardias (mais de um ano depois da cirurgia) geralmente são decorrentes de novo trauma.

O não reconhecimento de instabilidade secundária resulta em falha cirúrgica recorrente. É descrito que restritores secundários ao LCA, como o LAL, podem afrouxar-se nas instabilidades causadas pela deficiência do LCA e a reconstrução isolada do LCA nesses casos tem maior risco de falha.

Indubitavelmente, a cirurgia de revisão do LCA é um desafio técnico para o cirurgião de joelho e representa uma aflição para o paciente, o qual sempre fica apreensivo quanto ao seu retorno às atividades anteriores à lesão. Dentre as condições que aumentam o risco de re-ruptura do LCA podemos citar a prática de esporte com mecanismo de *pivot* e/ou de alto nível. Além disso, quanto mais jovem é o paciente que apresenta a lesão do LCA, maior é o risco de re-ruptura.[10,11]

Esporte pivotante

Lesões primárias e re-rupturas do LCA são comuns em esportes pivotantes. Os esportes pivotantes podem ser definidos como esportes de nível I ou II de acordo com a classificação do nível de atividade de Hefti et al., modificada para European Sport Activities (Tabela 8.1).

Esportes com mecanismo de *pivot* frequente (como futebol, handebol e basquete) são classificados como esportes de nível I. Esportes de nível II são esportes de pivô com rotação menos frequente do que esportes de nível I (como tênis, esqui alpino, snowboard, ginástica e aeróbica).

Esportes pivotantes tendem a levar o joelho a uma maior instabilidade, sobretudo rotacional. Essa maior instabilidade leva a um maior risco de re-ruptura do LCA. Assim, a prevenção dessa instabilidade rotacional pode reduzir o risco de uma nova lesão do LCA, diminuindo a chance de uma cirurgia de revisão.[10,12]

Tabela 8.1. Classificação do nível de atividade de Hefti et al., modificada para European Sport Activities

Nível	Atividade Esportiva	Exemplo
I	Saltar, cortar, girar	Futebol, handebol, basquete
II	Movimentos laterais, menos *pivot* do que o nível I	Esportes com raquete, esqui alpino, *snowboard*, ginástica
III	Atividades diretas, sem pulos ou giros.	Corrida, esqui, *cross-country*, levantamento de peso
IV	Sedentário	

Esporte de alto nível

O esporte de alto rendimento caracteriza-se como uma atividade estruturada, orientada a uma tarefa com demanda de comprometimento e esforço, sendo esse o nível que define o esporte profissional, bem como o ápice da carreira esportiva. A própria definição de esporte de alto rendimento assemelha-se muito com a definição de trabalho, que consiste na força concentrada dos esforços de um indivíduo para executar uma tarefa ou meta. A demanda para atingir esse grau de excelência no esporte é extremamente alta, levando a sobrecargas articulares, algo muito próximo ao limiar de lesão.[13]

A proximidade constante do atleta de alto nível ao seu limiar de lesão, seja nos treinos ou propriamente nas competições, faz da lesão do LCA uma lesão comum e debilitante entre tais atletas. Diferentemente do atleta amador ou recreativo, o desportista profissional tipicamente necessita voltar ao mesmo nível pré-lesão, flertando com o limiar de lesão, o que o torna forte candidato a re-ruptura.

Obviamente, um enxadrista profissional tem uma probabilidade infinitamente menor de ruptura e de re-ruptura do que um profissional do futebol. Assim, a divisão das modalidades esportivas de acordo com suas características, ajuda na decisão do ortopedista frente a escolha da técnica cirúrgica ideal para cada tipo de atleta. Dessa forma, os tipos de esportes podem ser divididos em: de colisão, de contato, de contato limitado e sem contato (Tabela 8.2).

No alto rendimento, a ruptura (e a re-ruptura) são mais frequentes nos atletas de modalidade de colisão e de contato e nos esportes pivotantes (mesmo nos de contato limitado e nos sem contato). Daí a importância de conhecer a modalidade e os gestos esportivos principais de cada uma delas. Nos atletas como maior risco de lesão do LCA (colisão/contato e esportes pivotantes) fica evidente que o reforço extra-articular numa possível reconstrução do LCA, como a reconstrução combinada com LAL, pode ser um excelente adjuvante para auxiliar esse tipo de paciente ao retorno mais seguro a sua modalidade esportiva.[10]

Tabela 8.2. Tipos de esporte

Tipos de esporte	Exemplo
Colisão	MMA, *wrestling*, *rugby*, *hockey*, futebol americano
Contato	Futebol, handebol, basquete
Contato limitado	*Baseball*, vôlei
Sem contato	Corrida, ginástica, levantamento de peso

Hiperfrouxidão ligamentar/recurvato do joelho

A hipermobilidade/hiperfrouxidão é definida como uma condição na qual a maioria das articulações sinoviais possui uma amplitude de movimento maior que os limites normais, levando em consideração a idade, o gênero e a etnia do indivíduo. Atinge cerca de 5 a 30% da população, principalmente mulheres descendentes de africanos ou asiáticos. É mais vista em crianças e jovens e vai diminuindo de intensidade ao longo dos anos.

A hiperfrouxidão pode ser herdada geneticamente ou adquirida através de treinamento e alongamento, como visto em bailarinas e ginastas. Além disso, a hipermobilidade também pode se desenvolver nas doenças do tecido conjuntivo, como na síndrome de Marfan, síndrome de Ehlers-Danlos e osteogênese imperfecta. A hipermobilidade predispõe a uma ampla variedade de lesões dos tecidos moles e distúrbios articulares crônicos, como artralgias e mialgias. Quando associada a sintomas, é denominada síndrome de hipermobilidade articular.

Pacientes com hiperfrouxidão ligamentar que se submetem a reconstrução isolada do LCA são conhecidos por apresentarem resultados funcionais piores, maior instabilidade residual pós-operatória e uma taxa de falha mais alta. Cerca de um terço dos pacientes com hiperfrouxidão pós reconstrução do LCA experimentaram rompimento do enxerto, ruptura contralateral do LCA ou frouxidão excessiva. Autores sugerem que uma reconstrução do LCA combinada com a reconstrução do LAL pode ser considerada um tratamento adjuvante para evitar uma maior taxa de ruptura do LCA em pacientes com frouxidão generalizada.[14]

O diagnóstico da hiperfrouxidão é clínico, sendo utilizadas duas ferramentas para tal: questionário de hipermobilidade e os critérios de Beighton.

O questionário de hipermobilidade, proposto por Hakim e Grahame, é composto de 5 perguntas autoaplicáveis, no formato SIM/NÃO, em que a presença de, no mínimo, duas respostas "SIM" identificam história prévia ou atual de hiperfrouxidão, com sensibilidade de 77%-85% e especificidade de 89%:

1. Você consegue (ou já conseguiu) colocar as palmas das mãos no chão sem flexionar os joelhos?
2. Você consegue (ou já conseguiu) dobrar seu polegar até tocar o antebraço?
3. Quando criança você se contorcia mais que outras crianças ou abria completamente as pernas (espacate)?
4. Você já deslocou o ombro ou a patela mais de uma vez?
5. Você se considera uma pessoa mais flexível que o normal?

O escore de Beighton é uma das ferramentas mais utilizadas para o diagnóstico de hiperfrouxidão. Nele os pacientes recebem um escore numérico de 0 a 9, com um ponto atribuído pela habilidade de executar cada um dos testes que se seguem (Figura 8.2). Quando se totalizam quatro ou mais pontos, obtém-se o diagnóstico de hiperfrouxidão:

1. Dorsiflexão passiva do 5º metacarpo-falangeano mais de 90º: para cada lado (direito e esquerdo) afetado, temos 1 ponto, podendo totalizar aqui 2 pontos (Figura 8.2A).
2. Opor o polegar no antebraço: para cada lado (direito e esquerdo) acometido, temos 1 ponto, podendo totalizar aqui 2 pontos (Figura 8.2B).
3. Hiperestender o cotovelo mais de 10º: a manobra deve ser realizada tanto à direita quanto à esquerda. Se a medição ultrapassar 10º, temos um ponto para cada lado do corpo, podendo totalizar aqui 2 pontos (Figura 8.2C).
4. Hiperestender os joelhos mais de 10º (recurvato): se a medida ultrapassar 10º, atribuímos 1 ponto para cada lado, podendo totalizar 2 pontos (Figura 8.2D).
5. Colocar as mãos no chão sem dobrar os joelhos: alcançando-se tal objetivo, temos 1 ponto (Figura 8.2E).

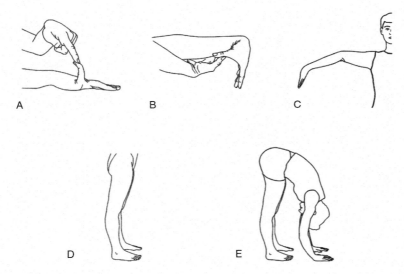

Figura 8.2. Cinco testes que compõem o escore de Beighton. Fonte: Ehlers Danlos Society (www.ehlers-dnlos.com/assessing-joint-hypermobility).

Fratura de Segond

Mesmo antes de Wilhelm Conrad Röntgen (1896) descobrir o Raio-X, em 1879 Paul Segond descreveu um padrão de fratura-avulsão na região anterolateral proximal da tíbia. Essa fratura-avulsão, conhecida como "fratura de Segond" (Figura 8.3), foi descrita como resultado da rotação interna forçada do joelho. Posteriormente, essa fratura foi considerada um sinal patognomônico de lesão do LCA. Embora exista descrição da fratura de Segond sem a lesão do LCA, principalmente em crianças, essa fratura é considerada um possível preditor de instabilidade rotacional do joelho.[6]

Em 2013, Claes et al. em estudos de dissecação de cadáveres, concluíram que a fratura de Segond era na verdade ocasionada por uma estrutura ligamentar na região anterolateral do joelho, o LAL.

Como dito anteriormente, a fratura de Segond é um preditor de instabilidade do joelho, sendo a expressão radiográfica de uma lesão do LAL. Assim, pacientes com tal fratura que serão submetidos à reconstrução do LCA seriam beneficiados de uma reconstrução conjunta do LCA e LAL, diminuindo teoricamente essa instabilidade rotacional predita pela fratura de Segond.[6]

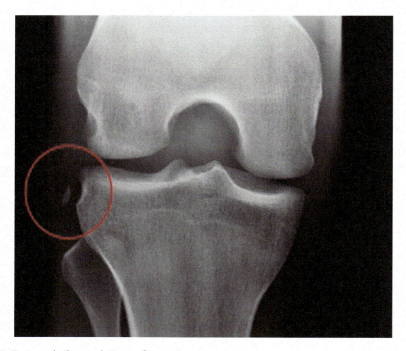

Figura 8.3. Fratura de Segond. Fonte: figura do autor.

Lesão crônica do LCA

Os pacientes com lesão crônica do LCA apresentam maior frouxidão anterolateral do joelho. Isso pode ser parcialmente explicado pela migração do centro de rotação do joelho para o compartimento medial, tendendo a uma instabilidade devido a uma translação anterior assimétrica do planalto tibial lateral.

Estudos demonstraram que a combinação de reforço extra-articular nesse tipo de paciente tem mais probabilidade de a estabilidade normal do joelho do que a reconstrução isolada do LCA e, portanto, parece lógico que em pacientes com lesão crônica do LCA a reconstrução conjunta com o LAL estaria associada a melhores resultados clínicos.[6,15]

Idade

A idade mais jovem está sendo cada vez mais reconhecida como um fator de risco para re-ruptura do LCA e lesão contralateral primária após a reconstrução isolada do LCA. Estudos recentes estimam que as taxas de lesão do enxerto do LCA estejam na faixa de 20%-40%, o que é uma preocupação significativa, requerendo atenção, uma vez que tais pacientes, por serem jovens, possuem uma grande expectativa de vida e teoricamente serão expostos por mais tempo a condições articulares adversas.

Pacientes jovens, menores de 25 anos (sobretudo os com menos de 18) apresentam taxas de rupturas precoces do enxerto mais elevadas em relação aos pacientes mais velhos. Assim, é possível inferir que na população mais jovem existe um benefício teórico numa possível prevenção de uma re-ruptura ao se indicar uma reconstrução combinada do LCA e do LAL.[6]

Lateral Femoral Notch

O sulco condilopatelar lateral, conhecido como lateral femoral *notch*, geralmente é um sulco raso, não muito profundo, no centro do côndilo femoral lateral. Esse sulco pode ser visto nas radiografias em perfil e nos cortes sagitais de ressonância magnética do joelho (Figura 8.4A). O aumento da profundidade desse *notch* está intimamente relacionado à ruptura do LCA. Um sulco com mais de 1,5 mm é um sinal indireto confiável de ruptura do LCA, sendo que o aumento do sulco é devido à compressão óssea durante o traumatismo do joelho (Figura 8.4B). Semelhante à fratura de Segond, o afundamento do côndilo femoral lateral é um sinal radiológico útil para o diagnóstico da lesão do LCA e preditor de instabilidade.[6]

Dessa forma, pacientes com sinal do lateral femoral *notch* profundo e que serão submetidos à reconstrução do LCA teoricamente seriam beneficiados de uma reconstrução conjunta do LCA e LAL, visando a diminuição da instabilidade predita por esse sinal.

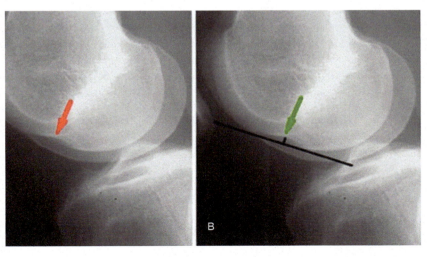

Figura 8.4. Lateral Femoral Notch. A: seta vermelha indica localização do *notch*; B: seta verde indica como medir a profundidade do *notch*. Fonte: figura do autor.

Outros exames de imagem nas indicações da reconstrução conjunta do LCA e do LAL

Como visto acima, a Radiografia é um bom exame complementar para fornecer informações indiretas sobre a estabilidade do joelho, podendo ser utilizada para inferir sobre lesões ligamentares.

Alguns autores também reportam uma taxa de visualização do LAL de 100% na ultrassonografia. É descrito que a maioria das partes do LAL pode ser identificada, fazendo da ultrassonografia um exame útil para o diagnóstico de lesão do LAL. Todavia, outros autores relatam que o ultrassom é incapaz de identificar de forma confiável as origens femoral e tibial.[16] O uso do ultrassom é examinador dependente, de modo que os resultados podem variar muito a depender de quem realiza o exame.

O LAL pode ser visualizado em exames de ressonância magnética convencional 1,5 T, principalmente no corte coronal e na ponderação T2 com saturação de gordura. Autores descrevem uma taxa de 97.8 % de visualização do LAL, sendo a porção meniscal a mais comumente visualizada (94,8%), embora esse dado gere controvérsia entre os autores. Geralmente as lesões são vistas como descontinuidade de fibras ou edema periligamentar, sendo mais frequentes na porção distal do ligamento. Cada vez mais a ressonância tem ganhado força no estudo das lesões do LAL, já sendo incorporado em muitos protocolos o estudo dessa estrutura. Contudo, no momento atual, a ressonância ainda funciona como um adjuvante na identificação e na tomada de decisão clínica frente à lesão do LAL.[17] Poucos estudos mostraram que a lesão do LAL observada no exame de ressonância tem relação com piora nas escalas funcionais e maior índice de falha da reconstrução primária do LCA.[18]

Conclusão: Indicações da reconstrução conjunta do LCA e do LAL

Após revisão dos principais fatores que geram instabilidade e risco de re-ruptura do LCA, concluímos que as principais indicações cirúrgicas descritas para reconstrução do LCA combinada com reconstrução do LAL são (Tabela 8.3): cirurgia de revisão do LCA, exame físico com *pivot shift* grau 2 ou 3, prática de esporte com mecanismo de *pivot* e/ou de alto nível e frouxidão ligamentar; secundariamente também podem ser indicações: lesão crônica do LCA, idade menor do que 25 anos, fratura de Segond e sinal radiológico de afundamento do côndilo femoral lateral.

Tabela 8.3. Indicações da reconstrução conjunta do LCA e do LAL

Indicações primárias	Cirurgia de revisão do LCA, exame físico com *pivot shift* grau 2 ou 3, prática de esporte com mecanismo de *pivot* e/ou de alto nível, frouxidão ligamentar
Indicações secundárias	Lesão crônica do LCA, idade menor do que 25 anos, sinal radiológico de afundamento do côndilo femoral lateral e fratura de Segond

Pontos-chaves

- A instabilidade do joelho perceptível pelo paciente após a ruptura do LCA é geralmente provocada pelo teste do *pivot shift* do joelho.
- O LAL contribui para a estabilidade do joelho, tendo uma ação sinérgica ao LCA, principalmente na estabilidade rotacional.
- O principal objetivo da reconstrução conjunta do LCA e do LAL seria um maior controle rotacional e prevenção da re-ruptura do LCA.
- Indicações primárias da reconstrução conjunta: cirurgia de revisão do LCA, exame físico com *pivot shift* grau 2 ou 3, prática de esporte com mecanismo de *pivot* e/ou de alto nível e frouxidão ligamentar.
- Indicações secundarias: lesão crônica do LCA, idade menor do que 25 anos, sinal radiológico de afundamento do côndilo femoral lateral e fratura de Segond.

Referências bibliográficas

1. Daggett M, Helito C, Cullen M, Ockuly A, Busch K, Granite J, et al. The anterolateral ligament: An anatomic study on sex-based differences. Orthop J Sport Med. 2017;5(2).

2. Kernkamp WA, Li G, Van de Velde SK. The anterolateral ligament: a closed chapter? Ann Transl Med. 2016.

3. Kosy JD, Soni A, Venkatesh R, Mandalia VI. The anterolateral ligament of the knee: unwrapping the enigma. Anatomical study and comparison to previous reports. J Orthop Traumatol. 2016;17(4):303-8.

4. Van Der Watt L, Khan M, Rothrauff BB, Ayeni OR, Musahl V, Getgood A, et al. The structure and function of the anterolateral ligament of the knee: A systematic review. Vol. 31, Arthroscopy - Journal of Arthroscopic and Related Surgery, 2015. p. 569-582.e3.

5. Pomajzl R, Maerz T, Shams C, Guettler J, Bicos J. A review of the anterolateral ligament of the knee: Current knowledge regarding its incidence, anatomy, biomechanics, and surgical dissection. Vol. 31, Arthroscopy - Journal of Arthroscopic and Related Surgery. 2015. p. 583-91.

6. Lima DA, Helito CP, Lima FRAD, Leite JAD. Surgical indications for anterior cruciate ligament reconstruction combined with extra-articular lateral tenodesis or anterolateral ligament reconstruction. Rev Bras Ortop (English Ed. 2018;53(6):661-7.

7. Huang W, Zhang Y, Yao Z, Ma L. Clinical examination of anterior cruciate ligament rupture: A systematic review and meta-analysis. Acta Orthop Traumatol Turc, 2016.

8. Getgood A, Brown C, Lording T, Amis A, Claes S, Geeslin A, et al. The anterolateral complex of the knee: results from the International ALC Consensus Group Meeting. Knee Surgery, Sport Traumatol Arthrosc. 2019.

9. Sonnery-Cottet B, Saithna A, Cavalier M, Kajetanek C, Temponi EF, Daggett M, et al. Anterolateral Ligament Reconstruction Is Associated with Significantly Reduced ACL Graft Rupture Rates at a Minimum Follow-up of 2 Years: A Prospective Comparative Study of 502 Patients from the SANTI Study Group. Am J Sports Med. 2017;45(7):1547-57.

10. Yabroudi MA, Björnsson H, Lynch AD, Muller B, Samuelsson K, Tarabichi M, et al. Predictors of Revision Surgery After Primary Anterior Cruciate Ligament Reconstruction. Orthop J Sport Med. 2016.

11. Helito CP, Camargo DB, Sobrado MF, Bonadio MB, Giglio PN, Pécora JR, et al. Combined reconstruction of the anterolateral ligament in chronic ACL injuries leads to better clinical outcomes than isolated ACL reconstruction. Knee Surgery, Sports Traumatology, Arthroscopy. 2018;1-8.

12. Saithna A, Daggett M, Helito CP, Monaco E, Franck F, Vieira TD, et al. Clinical Results of Combined ACL and Anterolateral Ligament Reconstruction: A Narrative Review from the SANTI Study Group. J Knee Surg. 2020.

13. Sonnery-Cottet B, Daggett M, Fayard JM, Ferretti A, Helito CP, Lind M, et al. Anterolateral Ligament Expert Group consensus paper on the management of internal rotation and instability of the anterior cruciate ligament - deficient knee. Vol. 18, Journal of Orthopaedics and Traumatology. 2017. p. 91-106.

14. Helito CP, Sobrado MF, Giglio PN, Bonadio MB, Pécora JR, Camanho GL, et al. Combined Reconstruction of the Anterolateral Ligament in Patients With Anterior Cruciate Ligament Injury and Ligamentous Hyperlaxity Leads to Better Clinical Stability and a Lower Failure Rate Than Isolated Anterior Cruciate Ligament Reconstruction. Arthrosc - J Arthrosc Relat Surg. 2019.

15. Helito CP, Helito PVP, Leão RV, Demange MK, Bordalo-Rodrigues M. Anterolateral ligament abnormalities are associated with peripheral ligament and osseous injuries in acute ruptures of the anterior cruciate ligament. Knee Surgery, Sport Traumatol Arthrosc. 2017.

16. Ariel de Lima D, Helito CP, Lacerda de Lima L, de Castro Silva D, Costa Cavalcante ML, Dias Leite JA. Anatomy of the Anterolateral Ligament of the Knee: A Systematic Review. Arthrosc - J Arthrosc Relat Surg. 2019;35(2).

17. Helito CP, Helito PVP, Costa HP, Demange MK, Bordalo-Rodrigues M. Assessment of the Anterolateral Ligament of the Knee by Magnetic Resonance Imaging in Acute Injuries of the Anterior Cruciate Ligament. Arthrosc - J Arthrosc Relat Surg. 2017.

18. Helito PVP, Bartholomeeusen S, Claes S, Rodrigues MB, Helito CP. Magnetic Resonance Imaging Evaluation of the Anterolateral Ligament and the Iliotibial Band in Acute Anterior Cruciate Ligament Injuries Associated With Segond Fractures. Arthrosc - J Arthrosc Relat Surg. 2020.

9
Técnicas Cirúrgicas para Reconstrução do Ligamento Anterolateral

Marcelo Batista Bonadio • Marcel Faraco Sobrado

Introdução

Nos últimos cinco anos, várias técnicas de reconstrução do ligamento anterolateral (LAL) associado ao ligamento cruzado anterior (LCA) foram desenvolvidas.[1-9] Porém, com a evolução do conhecimento da anatomia e biomecânica do ligamento, assim como possíveis complicações das diferentes técnicas propostas, as técnicas foram se aprimorando. Com isso, algumas das técnicas iniciais foram abandonadas. A maioria das técnicas propostas utiliza o enxerto autólogo do tendão grácil, embora técnicas com semitendíneo, fibular longo, banda iliotibial e fita sintética de sutura também tenham sido descritas.[1-9]

O enxerto é frequentemente fixado ao fêmur imediatamente posterior e proximal ao epicôndilo lateral. A inserção tibial é localizada à meia distância entre o tubérculo de Gerdy e a cabeça da fíbula. Em geral, as técnicas incluem 1 ou 2 túneis tibiais. O enxerto do ligamento Anterolateral é geralmente tensionado em extensão completa ou 30° de flexão com rotação neutra, que biomecanicamente é próximo do ponto de maior tensão do ligamento nativo.

Os parafusos de interferência são usados com mais frequência para fixar os enxertos, mas algumas técnicas utilizam âncoras de sutura ou botões corticais. Uma consideração importante para a maioria das técnicas é evitar a perfuração convergente entre os túneis do ligamento cruzado anterior e ligamento anterolateral. Isso geralmente pode ser evitado facilmente.

Até o momento, para nosso conhecimento, nenhuma técnica anatômica de reconstrução do ligamento anterolateral foi publicada especificamente para crianças com esqueleto imaturo. A técnica descrita por Kocher et al., um procedimento de Macintosh modificado, é uma reconstrução combinada intra-articular e extra-articular do ligamento cruzado anterior utilizando a banda iliotibial. Embora essa técnica não reconstrua anatomicamente o ligamento cruzado anterior ou o ligamento anterolateral, ela compartilha aspectos da reconstrução do LCA e LAL e oferece uma boa opção nessa população desafiadora.

Técnicas

Diversas técnicas de reconstrução do ligamento anterolateral estão descritas na Tabela 9.1 e, neste ca2pítulo, apresentaremos duas técnicas de preferência dos autores de maior utilização na literatura.

Tabela 9.1. Técnicas de reconstrução do ligamento anterolateral

Artigo	Enxerto	Ponto de inserção	Ângulo de fixação
Helito (2015)[10]	Grácil	Fêmur: 3 a 4 mm abaixo do ponto médio no Blumensaat, linha no plano sagital; tíbia: 5 a 10 mm abaixo da linha da articulação, entre a cabeça da fíbula e o tubérculo de Gerdy	0°
Mogos (2017)[11]	Grácil	Fêmur: posterior e proximal ao epicôndilo lateral; tíbia: meio caminho entre a cabeça da fíbula e o tubérculo de Gerdy	0°
Saithna (2018)[12]	Grácil	Fêmur: posterior e proximal ao epicôndilo lateral; tíbia: entre a cabeça da fíbula e o tubérculo de Gerdy	0°
Sonney-Cottet (2016)[9]	Grácil	Fêmur: proximal e posterior epicôndilo lateral; tíbia: meio caminho entre a cabeça da fíbula e o tubérculo de Gerdy	0°
Ferreira (2016)[13]	Grácil	Fêmur: póstero-superior ao epicôndilo lateral; tíbia: meio caminho entre a cabeça da fíbula e o tubérculo de Gerdy	45° a 60°
Mediavilla (2018)[14]	Grácil	Fêmur: córtex lateral do côndilo femoral lateral; tíbia: meio caminho entre a cabeça da fíbula e o tubérculo de Gerdy	0°
Trinchese (2017)[15]	Grácil	Fêmur: 5 mm proximal e posterior à fixação do LCL; tíbia: meio caminho entre a cabeça da fíbula e o tubérculo de Gerdy	30°
Smith (2015)[7]	Grácil	Fêmur: imediatamente anterior ao epicôndilo femoral lateral; tíbia: meio caminho entre a cabeça da fíbula e o tubérculo de Gerdy	30°
Chahla (2016)[5]	Semitendíneo	Fêmur: 4,7 mm proximal e posterior à inserção do LCL; tíbia: 9,5 mm abaixo da linha articular, a meio caminho entre a cabeça da fíbula e o tubérculo de Gerdy	30°
Zhang (2016)[16]	Trato Iliotibial	Fêmur: epicôndilo femoral lateral, ligeiramente anterior à origem do LCL; tíbia: 8 a 10 mm abaixo da linha articular, a meio caminho entre a cabeça da fíbula e o tubérculo de Gerdy	30°
Wagih (2016)[17]	Fita de sutura	Fêmur: anterior e distal ao epicôndilo lateral; tíbia: meio caminho entre a cabeça da fíbula e o tubérculo de Gerdy	30°
Monaco (2019)[18]	Grácil associado a fita de sutura	Fêmur: proximal e posterior ao epicôndilo lateral; tíbia: 11 mm abaixo da linha articular, a meio caminho entre a cabeça da fíbula e o tubérculo de Gerdy	0°

Técnica de Bertrand Sonnery-Cottet[9]

Posicionamento: Paciente em decúbito dorsal horizontal, com um poste lateral um pouco acima do joelho a ser operado, próximo à altura do garrote, e outro apoio para o pé, de forma a manter o joelho fletido sobre a mesa.

Referências anatômicas ósseas: três pontos devem ser identificados e marcados como referências para a reconstrução: cabeça da fíbula, tubérculo de Gerdy e epicôndilo lateral.

Túneis tibiais do LAL: duas incisões de 5 mm são feitas 1 cm abaixo da interlinha articular com um distanciamento entre elas de 2 cm, entre o tubérculo de Gerdy e a cabeça da fíbula. Uma broca de 4,5 mm é utilizada para realizar uma perfuração em cada uma das incisões de forma confluente, em sequência as duas perfurações são conectadas auxílio de uma pinça mixter e um túnel subcortical é criado. Um fio de sutura deve ser passado pelo túnel, utilizando a agulha de forma reversa, para criação de uma alça que irá facilitar a passagem do enxerto.

Túnel femoral: incisão proximal e posterior ao epicôndilo lateral. O túnel é realizado por técnica de "fora para dentro" (*outside-in*) com auxílio da artroscopia, posicionando o fio guia com sua porção intra-articular na origem do LCA e na cortical lateral do fêmur no ponto de origem do LAL (posterior e proximal ao epicôndilo lateral). Antes da perfuração do túnel, a isometria do LAL é testada com auxílio do fio de transporte já passado pelo túnel tibial, sendo este fio enrolado ao redor do fio guia da broca do túnel femoral e testado o comprimento da reconstrução em diferentes graus de flexão do joelho. O túnel femoral será perfurado após mensuração da espessura final do enxerto, para determinação do seu diâmetro.

Enxerto (Figura 9.1): são retirados os enxertos do tendão do músculo grácil e semitendíneo, mantendo suas inserções tibiais com uso de um tendão *striper* aberto. O tendão do grácil tem sua extremidade preparada com sutura de forma habitual. No tendão do semitendíneo são realizadas duas marcações em relação a sua inserção tibial de 4 cm e 10 cm para mulheres e 5 cm e 11 cm para homens. O enxerto é, então, preparado com a dobra do semitendíneo em 3 bandas entre as duas marcações realizadas. Desse modo, teremos um enxerto final do LCA com 3 bandas do semitendíneo mais uma banda do grácil, ficando o restante do tendão do grácil que sairá pelo túnel femoral para a reconstrução do LAL.

Túnel tibial do LCA: perfurado de maneira habitual com guia de fora para dentro com angulação de 55° e diâmetro definido pela espessura do enxerto.

Passagem e fixação do enxerto do LCA: o enxerto é passado inicialmente pelos túneis do LCA, com saída do enxerto do grácil pelo túnel femoral. Fixação do LCA é iniciado com um parafuso de interferência no túnel tibial com mesmo diâmetro do túnel e em seguida é colocado um parafuso de interferência no túnel femoral com joelho em 30° de flexão, também do mesmo diâmetro do túnel ósseo.

Passagem e fixação do enxerto do LAL (Figura 9.2): o enxerto do grácil saindo pelo túnel femoral do LCA é, então, passado profundamente ao trato iliotibial com uso de grasper artroscópico em direção ao orifício posterior do túnel tibial e, então, passado pelo túnel tibial com uso do fio de transporte previamente passado por este túnel. Novamente com auxílio do grasper artroscópico o enxerto do grácil é trazido profundamente ao trato iliotibial para a incisão junto ao túnel femoral. A fixação do enxerto se inicia com a colocação de um parafuso de interferência de 5,5 mm pelo orifício anterior do túnel tibial com joelho em extensão completa e rotação neutra, mantendo a tensão do enxerto. Por fim, a sutura que está fixa ao enxerto do LCA, saindo pelo túnel femoral é utilizada para circundar e fixar a porção proximal do LAL, novamente com joelho em extensão e rotação neutra.

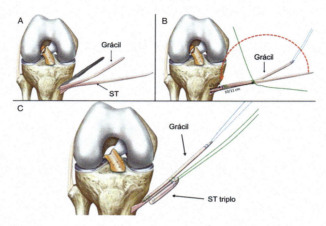

Figura 9.1. Preparo do enxerto com preservação da inserção do semitendíneo em banda tripla, associado a banda única do grácil para reconstrução do LCA e LAL. Fonte: Reproduzido, com modificação, de Sonnery-Cottet B, Daggett M, Helito CP, Fayard JM, Thaunat M. Combined anterior cruciate ligament and anterolateral ligament reconstruction. Arthrosc Tech. 2016 Dec;5[6]:e1253-9. Copyright 2016, permissão por Elsevier.[9]

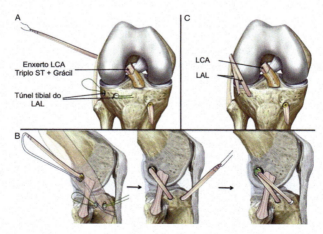

Figura 9.2. Passagem do enxerto e fixação da reconstrução do LCA mais LAL. Fonte: Reproduzido, com modificação, de Sonnery-Cottet B, Daggett M, Helito CP, Fayard JM, Thaunat M. Combined anterior cruciate ligament and anterolateral ligament reconstruction. Arthrosc Tech. 2016 Dec;5[6]:e1253-9. Copyright 2016, permissão por Elsevier.[9]

Técnica de Camilo P. Helito[10]

Posicionamento: Paciente em decúbito dorsal horizontal, com um poste lateral um pouco acima do joelho a ser operado, próximo à altura do garrote.

Referências anatômicas ósseas: três pontos devem ser identificados e marcados como referências para a reconstrução: cabeça da fíbula, tubérculo de Gerdy e epicôndilo lateral.

Enxertos: são retirados os enxertos do tendão do músculo Grácil e Semitendíneo, sem preservação de nenhuma das inserções. O tendão do semitendíneo é, então, dobrado de forma a ficar com três bandas e suas extremidades preparadas com fios inabsorvíveis. O enxerto do semitendíneo triplo é, então, solidarizado com o tendão do grácil em uma banda única (Figura 9.3).

Túnel tibial do LCA: perfurado de maneira habitual com guia de fora para dentro com angulação de 55° e diâmetro definido pela espessura do enxerto.

Túnel femoral: realizada incisão proximal e posterior ao epicôndilo lateral. O túnel é realizado por técnica *outside-in* com auxílio da artroscopia, posicionando o fio guia com sua porção intra-articular na origem do LCA e na cortical lateral do fêmur no ponto de origem do LAL (posterior e proximal ao epicôndilo lateral). Antes da perfuração do túnel a tensão do LAL durante o arco de movimento é testada. O túnel femoral será perfurado com diâmetro da porção do enxerto composta por 3 bandas do semitendíneo, mais uma banda do grácil.

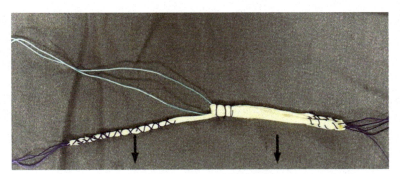

Banda única do grácil = LAL   3 bandas do semitendíneo + uma banda do grácil = LCA

Figura 9.3. Enxerto preparado com LCA reconstruído com 3 bandas do Semitendíneo mais uma banda do Grácil e LAL reconstruído com banda única do Grácil.

Túnel tibial do LAL: realizada uma incisão de 5 mm a 10 mm abaixo da interlinha articular, na metade da distância entre a borda posterior do tubérculo de Gerdy e a borda anterior da cabeça da fíbula. Passagem de fio guia neste ponto da cortical lateral da tíbia, direcionado a porção medial da tíbia na altura da inserção da pata de ganso, sem a necessidade de guia. Com o posicionamento desse fio guia e do fio guia do túnel femoral, a tensão do LAL durante o arco de movimento é testada com a passagem de um fio de sutura ao redor dos fios posicionados nos locais dos futuros túneis. O ideal é que o enxerto fique tenso na extensão e mais frouxo na flexão. Perfurado então o túnel tibial de 5 mm, atravessando ambas as corticais.

Passagem e fixação dos enxertos (Figura 9.4): o enxerto é passado entrando pelo túnel tibial do LCA até que a porção do enxerto que irá reconstruir o LCA esteja na posição ideal para fixação em ambos os túneis do LCA. Realizada a fixação do túnel femoral com parafuso de interferência. Com auxílio de uma grasper artroscópico, o enxerto do grácil que está fixo no túnel femoral é trazido para incisão tibial lateral, passado profundamente ao trato iliotibial e em seguida passado pelo túnel tibial do LAL. Com o joelho em 30° de flexão é realizada a fixação do LCA com um parafuso de interferência no túnel tibial e em seguida com joelho em extensão completa e rotação neutra é realizada a fixação do LAL com um parafuso de interferência no túnel tibial introduzido pelo orifício medial. Esse último parafuso também pode ser introduzido pelo orifício lateral do túnel tibial sem prejuízo para a fixação.

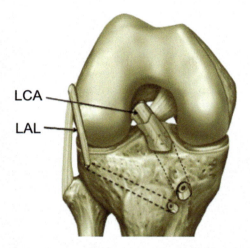

Figura 9.4. Construção final da técnica de reconstrução do LCA mais LAL por Camilo P. Helito.

Referências bibliográficas

1. Oliveira DE, Zaccharias VP, Horita MM, Guglielmetti LGB, Duarte A Jr, et al. Anterior Cruciate and Anterolateral Ligament Reconstruction Using Hamstring and Peroneus Longus Tendons: Surgical Technique Description. Arthrosc Tech, 2021. Feb;10(2):e397-402.

2. Fayard J-M, Penet A, Bauwens P-H, Thaunat M. Combined Anterior Cruciate Ligament Repair and Anterolateral Ligament Reconstruction With a Single-Strand Gracilis Graft. Arthroscopy Techniques [Internet]. 2021 Apr 26; Available from: https://www.sciencedirect.com/science/article/pii/S2212628721000578.

3. Jankovic S, Vrgoc G, Vuletic F, Ivkovic A. Modified Technique for Combined Reconstruction of Anterior Cruciate Ligament and Anterolateral Ligament. Arthrosc Tech. 2021 Feb;10(2):e599-604.

4. Chiu C-H, Chi J-E, Huang P-H, Chang S-S, Hsu K-Y, Chao-Yu Chen A, et al. Anatomic Double-Bundle ACL Reconstruction With Extra-articular Anterolateral Ligament Reconstruction and Internal Brace. Arthrosc Tech. 2021 Mar;10(3):e789-96.

5. Chahla J, Menge TJ, Mitchell JJ, Dean CS, LaPrade RF. Anterolateral Ligament Reconstruction Technique: An Anatomic-Based Approach. Arthrosc Tech. 2016 Jun;5(3):e453-7.

6. Heusdens CHW, Hopper GP, Dossche L, Mackay GM. Anterolateral Ligament Repair With Suture Tape Augmentation. Arthrosc Tech. 2018 Dec;7(12):e1311-4.
7. Smith PA, Bley JA. Minimally Invasive Anterolateral Ligament Reconstruction of the Knee. Arthrosc Tech. 2016 Dec;5(6):e1449-55.
8. Kim MS, Koh IJ, In Y. Isometric Anterolateral Ligament Reconstruction Using the Semitendinosus Tendon With Suspensory Tibial Fixation. Arthrosc Tech. 2020 Jul;9(7):e941-5.
9. Sonnery-Cottet B, Daggett M, Helito CP, Fayard J-M, Thaunat M. Combined Anterior Cruciate Ligament and Anterolateral Ligament Reconstruction. Arthrosc Tech. 2016 Dec;5(6):e1253-9.
10. Helito CP, Bonadio MB, Gobbi RG, Mota E, Albuquerque RF, Pécora JR, et al. Combined Intra and Extra-articular Reconstruction of the Anterior Cruciate Ligament: The Reconstruction of the Knee Anterolateral Ligament. Arthrosc Tech. 2015 Jun;4(3):e239-44.
11. Mogos S, Sendrea B, Stoica IC. Combined Anatomic Anterior Cruciate Ligament and Anterolateral Ligament Reconstruction. Maedica . 2017 Jan;12(1):30-5.
12. Saithna A, Thaunat M, Delaloye JR, Ouanezar H, Fayard JM, Sonnery-Cottet B. Combined ACL and Anterolateral Ligament Reconstruction. JBJS Essent Surg Tech. 2018 Mar 28;8(1):e2.
13. Ferreira M de C, Zidan FF, Miduati FB, Fortuna CC, Mizutani BM, Abdalla RJ. Reconstruction of anterior cruciate ligament and anterolateral ligament using interlinked hamstrings - technical note. Rev Bras Ortop. 2016 Jul;51(4):466-70.
14. Mediavilla I, Aramberri M, Tiso G, Murillo-González JA. Combined Double Bundle Anterior Cruciate Ligament Reconstruction and Anterolateral Ligament Reconstruction. Arthrosc Tech. 2018 Aug;7(8):e881-6.
15. Trinchese GF, Oliva F, Maffulli N. Minimally invasive anatomic reconstruction of the anterolateral ligament with ipsilateral gracilis tendon. Muscles Ligaments Tendons J. 2017 Apr;7(2):240-6.
16. Zhang H, Qiu M, Zhou A, Zhang J, Jiang D. Anatomic Anterolateral Ligament Reconstruction Improves Postoperative Clinical Outcomes Combined with Anatomic Anterior Cruciate Ligament Reconstruction. J Sports Sci Med. 2016 Dec;15(4):688-96.
17. Wagih AM, Elguindy AMF. Percutaneous Reconstruction of the Anterolateral Ligament of the Knee With a Polyester Tape. Arthrosc Tech. 2016 Aug;5(4):e691-7.
18. Monaco E, Mazza D, Redler A, Drogo P, Wolf MR, Ferretti A. Anterolateral Ligament Repair Augmented With Suture Tape in Acute Anterior Cruciate Ligament Reconstruction. Arthrosc Tech. 2019 Apr;8(4):e369-73.

10
Técnica Cirúrgicas – Tenodese Lateral Extra-Articular do Trato Iliotibial

Pedro Giglio

A reconstrução do ligamento cruzado anterior (LCA) pode não restabelecer adequadamente a biomecânica normal do joelho, especialmente quanto à rotação tibial, o que leva a uma permanência do fenômeno de *pivot shift* em alguns pacientes mesmo após a reconstrução bem sucedida. Além disso, apesar de grandes avanços, ainda há um índice de falha considerável após a reconstrução do LCA. As reconstruções extra-articulares anterolaterais associadas à reconstrução anatômica intra-articular do LCA têm por objetivo a estabilização rotacional anterolateral do joelho, diminuindo o fenômeno de *pivot shift*, a tensão sobre o enxerto e potencialmente a chance de falha da reconstrução.

As duas técnicas de reconstrução anterolateral predominantes atualmente são a reconstrução do ligamento anterolateral e a tenodese lateral extra-articular do trato iliotibial.

As indicações para procedimento extra-articular relacionados à reconstrução do LCA e seus resultados são discutidas em outros capítulos desta obra. Esse capítulo discute a técnica cirúrgica de para realização de tenodese extra-articular do trato iliotibial.

Técnica cirúrgica

Primeiramente, a reconstrução do ligamento cruzado anterior deve ser realizada conforme a técnica de preferência do cirurgião.

Uma incisão lateral no joelho do epicôndilo lateral até 2 cm proximal ao tubérculo de Gerdy é realizada.

O trato iliotibial deve ser identificado, com cuidado da identificação da sua borda posterior.

Duas incisões são feitas na metade posterior do trato iliotibial para criar uma fita de 10 mm de largura por 8 cm. A borda mais posterior do trato iliotibial deve ser preservada.

A extremidade distal da fita é mantida inserida no tubérculo de gerdy, extremidade a parte proximal é transeccionada, e preparada com chuleio.

O ligamento colateral lateral (LCL) deve ser identificado por palpação através da janela realizada no trato iliotibial, fazendo estresse em varo para facilitar a identificação. Duas pequenas incisões, uma anterior e uma posterior ao LCL, são realizadas, para permitir a passagem de uma pinça hemostática profundamente ao ligamento. Deve-se evitar a violação da camada capsular profunda, assim como danos ao tendão do poplíteo, que estão profundamente ao plano desejado. Um fio de passagem é deixado profundamente ao LCL.

A seguir, o ponto para fixação femoral da tenodese deve ser preparado. Com bisturi elétrico, é realizada dissecção até o osso num ponto posterior e proximal a origem do LCL, ou anterior e proximal a origem da cabeça lateral do gastrocnêmio. Deve haver o cuidado para não danificar a fixação femoral utilizada para o LCA.

A fixação femoral da tenodese pode ser realizada com âncora, grampo (agrafe), parafuso de tenodese, ou parafuso de interferência, a depender da preferência do cirurgião. O enxerto deve ser mantido tenso, mas sem força excessiva (< 20 newtons). Trabalhos biomecânicos demonstram que o enxerto pode ser fixado entre 0-60 graus de flexão. Isso difere das técnicas de reconstrução do ligamento anterolateral, que deve ser fixado em extensão. É importante manter a perna em rotação neutra, já que rotação externa pode causar constrição exagerada no compartimento lateral. No caso de utilização de parafusos, é importante que o chuleio para preparo da fita do trato seja longo o suficiente para proteger o tecido em toda a extensão que haverá interferência do parafuso, caso contrário, pode haver ruptura do enxerto. Havendo comprimento excedente do enxerto, ele pode ser dobrado e suturado sobre si mesmo com fio absorvível.

A abertura no trato iliotibial deve ser fechada com pontos separados, com cuidado para não aumentar a tensão do retináculo lateral da patela (Figuras 10.1 a 10.3).

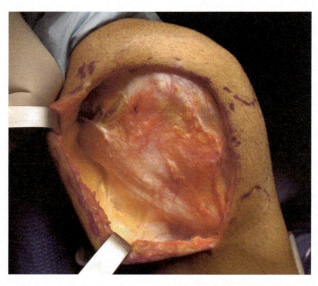

Figura 10.1. Via anterolateral demonstrando trato iliotibial. Uma via extensa única foi utilizada para retirada de enxerto de tendão patelar, tenodese latera extra-articular e artrotomia para tratamento de lesão condral.

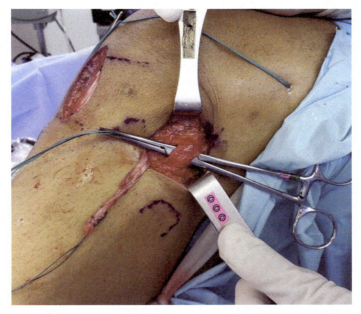

Figura 10.2. Enxerto do trata iliotibial, sendo passado profundamente ao ligamento colateral lateral. Note a incisão anterior para retirada de enxerto de tendão patelar.

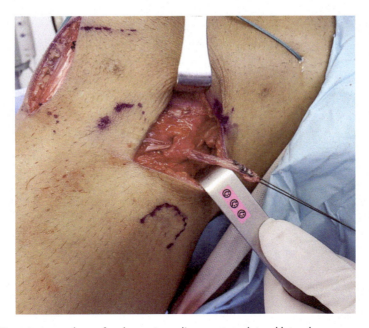

Figura 10.3. Enxerto passado profundamente ao ligamento colateral lateral.

Referências bibliográficas

1. Getgood A, Moatshe G. Lateral Extra-articular Tenodesis in Anterior Cruciate Ligament Reconstruction. Sports Med Arthrosc. 2020;28: 71-8.
2. Kwapisz A, Mollison S, Cholewiński J, MacDonald P, Synder M, Herman K. Lateral Extra-articular Tenodesis with Iliotibial Band Strip - a Solution for Anterolateral Instability? Ortop Traumatol Rehabil. 2019;21: 397-406.
3. Geeslin AG, Moatshe G, Chahla J, Kruckeberg BM, Muckenhirn KJ, Dornan GJ, et al. Anterolateral Knee Extra-articular Stabilizers: A Robotic Study Comparing Anterolateral Ligament Reconstruction and Modified Lemaire Lateral Extra-articular Tenodesis. Am J Sports Med. 2018;46: 607-16.
4. Hewison CE, Tran MN, Kaniki N, Remtulla A, Bryant D, Getgood AM. Lateral Extra-articular Tenodesis Reduces Rotational Laxity When Combined With Anterior Cruciate Ligament Reconstruction: A Systematic Review of the Literature. Arthroscopy. 2015;31: 2022-34.
5. Jesani S, Getgood A. Modified Lemaire Lateral Extra-Articular Tenodesis Augmentation of Anterior Cruciate Ligament Reconstruction. JBJS Essent Surg Tech. 2019;9. doi:10.2106/JBJS.ST.19.00017.
6. Inderhaug E, Stephen JM, Williams A, Amis AA. Anterolateral Tenodesis or Anterolateral Ligament Complex Reconstruction: Effect of Flexion Angle at Graft Fixation When Combined With ACL Reconstruction. Am J Sports Med. 2017; 363546517724422.
7. Monaco E, Maestri B, Conteduca F, Mazza D, Iorio C, Ferretti A. Extra-articular ACL Reconstruction and Pivot Shift. Am J Sports Med. 2014;42: 1669-74.
8. Slette EL, Mikula JD, Schon JM, Marchetti DC, Kheir MM, Turnbull TL, et al. Biomechanical Results of Lateral Extra-articular Tenodesis Procedures of the Knee: A Systematic Review. Arthroscopy. 2016;32: 2592-611.
9. Sonnery-Cottet B, Barbosa NC, Vieira TD, Saithna A. Clinical outcomes of extra-articular tenodesis/anterolateral reconstruction in the ACL injured knee. Knee Surg Sports Traumatol Arthrosc. 2017. doi:10.1007/s00167-017-4596-5.

11
Resultados Clínicos das Reconstruções Extra-Articulares

Marcel Faraco Sobrado

Introdução

Os procedimentos extra articulares laterais para tratamento das lesões do ligamento cruzado anterior (LCA) foram amplamente abandonadas nos anos 1990, sobretudo pela utilização de técnicas que ignoravam a reconstrução intra-articular do ligamento e que causavam uma excessiva constrição lateral do joelho com o objetivo de inibir a translação anterior da tíbia.

Estudos iniciais sugeriram que este procedimento poderia resultar em uma constrição do compartimento lateral e um receio de artrose precoce. Porém, com a melhora compreensão do papel biomecânico das estruturas anterolaterais do joelho como restritores secundários da rotação interna do joelho e o aprimoramento da técnica cirúrgica, a associação extra articular ganhou popularidade novamente. O ligamento anterolateral e as demais tenodeses extra-articulares laterais (TEAL), nas técnicas mais recentes, passaram a ser fixados com menor tensão e próximo da extensão completa do joelho associado a rotação neutra do joelho. Estes cuidados técnicos, são fundamentais para garantir um bom resultado clínico desse procedimento.

É importante ressaltar que existem diferenças entre a reconstrução do ligamento anterolateral com o enxerto de grácil e as tenodeses extra articulares que utilizam em geral o trato iliotibial. Isso inclui desde as características do enxerto, que apresentam propriedades mecânicas diferentes, até o ponto de fixação distal tibial que para a tenodese é o tubérculo de gerdy e no caso do LAL fica entre a cabeça da fíbula e o tubérculo de gerdy. Além disso, as tenodeses, frequentemente, realizam um trajeto profundo ao ligamento colateral lateral (LCL), o que se distingue da RLAL que se localiza superficialmente ao LCL. Dessa maneira, apesar de ambas técnicas apresentarem excelentes resultados, abordaremos em seções separadas cada tipo de procedimento.

O objetivo deste capítulo é demonstrar os resultados clínicos da reconstrução extra-articular, seus benefícios em cenários específicos de pacientes com alto risco de falha e contrapor essas preocupações históricas.

Reconstrução do ligamento anterolateral

Resultados clínicos em estudos comparativos

Uma grande preocupação é a falha após reconstrução do LCA que, em pacientes de alto risco, pode chegar até 25%.[1,2] Especula-se que os procedimentos extra-articulares poderiam reduzir as cargas sobre o enxerto e, assim, reduzir a chance de uma eventual ruptura do enxerto.

Sonnery-cottet et al.,[3] em 2017, publicaram um estudo prospectivo não randomizado com 502 pacientes jovens, em um seguimento médio de 38,4 meses, que participavam em atividades esportivas com movimentos de rotação frequente do joelho e que foram submetidos à reconstrução do ligamento cruzado anterior com uma de três técnicas (LCA isolado com enxerto flexores – 176 pacientes; LCA isolado com enxerto de tendão patelar com plug ósseo – 105 pacientes e LCA associado à LAL com enxerto de flexores – 221 pacientes). Os autores encontraram uma taxa de falha de 10,77% para o LCA isolado com enxerto de flexores, 16,77% para enxertos de tendão patelar e 4,13% para reconstrução do LAL associada. A reconstrução do LAL associada nesse estudo teve uma redução de risco de falha de 2,5 vezes para o enxerto de tendão flexor e 3,1 vezes para o tendão patelar.

Grupos de risco

Pacientes com lesões crônicas do LCA podem evoluir com uma maior lassidão anterolateral do joelho. Isso em parte decorre da mudança do centro de rotação do joelho para o compartimento medial. Como resultado, isso leva subsequente maior translação do compartimento lateral.

Helito et al.[4] investigaram se, em pacientes com lesão crônica do LCA, a associação de uma reconstrução extra-articular do ligamento anterolateral traria algum benefício. A reconstrução combinada do LAL demonstrou menos *pivot shift* residual (9,1 *versus* 35,3%, p = 0,011), melhor KT-1000 (1 *versus* 2 mm, p = 0,048) e melhores resultados nos escores de IKDC (92,7 *versus* 87,1; p = 0,0013) e Lysholm (95,4 *versus* 90,0, p < 0,0001). As conclusões desse estudo sugerem que a reconstrução do LAL associada em casos de LCA crônicos com mais de 12 meses deve ser indicada.

Pacientes com hiperfrouxidão ligamentar generalizada submetidos a reconstrução isolado do LCA apresentam piores resultados funcionais e maior risco de re-rotura do enxerto. Larson et al.[2] investigaram se hiperextensão do joelho em pacientes com hiperfrouxidão generalizada também constituía um fator de risco isolado. A taxa de falha é maior no grupo com hipermobilidade (24,4%) em comparação ao grupo sem hipermobilidade (7,7%). A taxa geral de lesão do LCA (lesão do enxerto do LCA, frouxidão excessiva do enxerto e/ou ruptura do LCA contralateral) foi maior no hipermóvel (34,1%) em comparação ao grupo sem hipermobilidade (12,0%) (p = 0,002).

Helito et al.[1] avaliaram o papel da reconstrução do LAL em um estudo comparativo, incluindo 90 pacientes com lesão do LCA e hiperfrouxidão ligamentar (Escala de Beighton maior que 5). Sessenta pacientes foram submetidos a reconstrução isolada do LCA (grupo 1) e 30 foram submetidos reconstrução combinada de LCA associado ao LAL (grupo 2). Os pacientes que se submeteram a reconstrução LCA e LAL apresentaram melhores resultados de *pivot shift* residual (51,7 *versus* 26,7%), melhor KT-1000 (2,3 *versus* 1,5 mm) e uma taxa de re-ruptura menor (21,7 *versus* 3,3%). Com base nesse estudo, reconstrução LAL deve ser considerada no tratamento de lesões do LCA nesse grupo específico de pacientes.

Revisão da reconstrução do LCA

Diversos fatores de risco de falha de reconstrução do enxerto já foram investigados. O fator de risco mais comum são erros técnicos relacionados ao mal posicionamento dos tuneis ósseos, principalmente o femoral. Outros fatores de risco incluem: um diâmetro do enxerto de tendões de isquiotibiais com espessura menor do que 8 mm, idade mais jovem (< 20 anos),[5] hiperextensão do joelho, slope tibial posterior maior que 12 graus, intercôndilo do joelho estreito,[6] obesidade, meniscectomia prévia, lesões de cartilagem grau 3 a 4 e pacientes fumantes.[7] Todos esses fatores devem ser investigados e, quando necessário, abordados cirurgicamente.

Além disso, casos de falha de reconstrução do LCA, em geral, cursam com maior lassidão pré operatória e frequentemente com instabilidade rotatória anterolateral e manobra de *pivot shift* de maior magnitude. A reconstrução do ligamento anterolateral nesse cenário em teoria poderia reduzir a instabilidade rotatória e o stress sobre o enxerto. Em casos de revisão, Lee et al.[8] avaliaram 87 pacientes submetidos a revisão de reconstrução de LCA com um acompanhamento mínimo de 3 anos e comparam os grupos que haviam sido submetidos a revisão de RLCA ou revisão RLCA com LAL (tendão grácil aloenxerto). Os principais resultados foram que o grupo LAL teve menor *pivot shift* residual (53,5 *versus* 90,5%) e melhor IKDC subjetivo (75,9 *versus* 84,3), melhor pontuação de Tegner (6,3 *versus* 7,0) e melhor retorno ao esporte.

Reconstrução do LAL em casos com reparo do menisco medial

Como já demonstrado em alguns estudos biomecânicos, a reconstrução isolada do LCA em casos com lesão anterolateral associada não reconstitui totalmente a biomecânica normal do joelho. Em casos de sutura meniscal, isso em teoria poderia gerar uma microinstabilidade residual que sobrecarregaria uma eventual sutura do menisco medial. Estudos de ressonância magnética estimam que a lesão do LAL estaria associada em aproximadamente 60% dos casos de lesão do LCA. Além disso, aproximadamente 11,9% das reoperações de uma RLCA estariam associadas a necessidade de uma subsequente meniscectomia.[9]

Em 2018, um estudo[10] comparativo, incluindo 383 pacientes, demonstrou que a taxa de falha do reparo do menisco medial foi duas vezes menor nos pacientes do grupo com reconstrução LCA e LAL. Foram comparados pacientes submetidos a RLCA com e sem reconstrução do LAL associada.

Sonnery-Cottet et al.[11] investigou as características das lesões menisco-capsulares do corno posterior do menisco medial ("em rampa") em casos de lesão do LCA. Em seu estudo, 416 pacientes foram submetidos a reparo da lesão em rampa e a taxa de meniscectomia secundária foi significativamente menor no grupo com LAL combinado do que com reconstrução do LCA isolado. A taxa de falha do reparo da lesão em rampa foi a metade no grupo combinado.

Retorno ao esporte

Apesar do avanço na compreensão da anatomia e biomecânica do joelho e aperfeiçoamento das técnicas cirúrgicas, os níveis de retorno ao esporte em pacientes de alto risco permanece longe do ideal. Ardern et al.[12] realizaram uma revisão sistemática com metanálise e encontraram apenas 55% de retorno ao esporte competitivo após a reconstrução do LCA.

Sonnery-Cottet et al. relataram que a reconstrução do LAL combinada resultou numa maior taxa de retorno para níveis pré-lesão do esporte do que pacientes submetidos a RLCA com autoenxertos isquiotibiais, mas não em comparação com enxertos de tendão patelar.

Outro estudo[8] comparativo relatou que os pacientes submetidos à revisão de RLCA com LCA + LAL tiveram uma taxa maior de retorno ao mesmo nível de atividade esportiva de base do que os pacientes com reconstrução isolada (57,1 *versus* 25,6%).

Um coorte com 72 atletas profissionais, submetidos a RLCA + RLAL, encontrou uma taxa de 85,7% de retorno ao esporte profissional no mesmo nível esportivo e o tempo médio de retorno ao esporte foi de 7,9 meses.[13]

Resultados das tenodeses extra-articulares laterais

A utilização da tenodese extra-articular para contenção da instabilidade articular do LCA deficiente é muito mais antiga do que a reconstrução do ligamento anterolateral. Inclusive, inicialmente as técnicas eram isoladas e não contemplavam a reconstrução intra-articular associada.[15] Os resultados, porém, eram insatisfatórios quando realizados isoladamente, com retorno aos esporte ocorrendo em menos de 50% dos pacientes.[16]

Posteriormente, os resultados que associavam também a reconstrução intra-articular começaram a ser realizados. Entretanto, eles logo foram abandonados por muitos cirurgiões, sobretudo devido a sua natureza não anatômica e um receio de grande constrição lateral do joelho.[17]

Porém, nos últimos anos, com a maior compreensão da anatomia e biomecânica do LCA e do complexo anterolateral do joelho, essa técnica foi aperfeiçoada e ganhou popularidade novamente, com ótimos resultados. Nesta seção, comentaremos resultados recentes da técnica anatômica de reconstrução do LCA associada a tenodese extra-articular. Essas técnicas, em sua maioria, são modificações da técnica de Lemaire e Macintosh.

Redução do *pivot shift*

A presença do pivot-shift residual é um dos principais fatores relacionado a piores resultados funcionais da reconstrução do LCA, portanto, técnicas cirúrgicas que diminuam essa instabilidade rotacional são desejadas.[18]

Trojani et al., em um estudo com 163 pacientes submetidos a revisão de LCA, observou um *pivot shift* negativo em 80% dos pacientes em que havia sido realizada a TEAL combinada vs. 63% dos pacientes em que havia sido realizada a reconstrução do LCA isolada. Esse estudo não observou diferença entre os grupos em relação ao escore de IKDC.

Rackerman et al.[19] publicaram o resultado de um estudo com 714 reconstruções de LCA com tendão patelar associado a tenodese extra-articular com 6 anos de seguimento. Eles encontraram apenas 1 caso de *pivot shift* positivo e 93% de resultados satisfatórios.

Hewison et al.[20] realizaram revisão sistemática com metanálise e encontraram uma redução de *pivot shift* estatisticamente significativa, favorecendo o procedimento combinado.

Resultados funcionais

O maior estudo multicêntrico randomizado controlado até o momento que comparou a reconstrução isolado do LCA com isquiotibiais com a reconstrução do LCA associada a tenodese lateral é o STABILITY study.[21] Esse estudo incluiu 618 pacientes com idade até 25 anos e pelo menos 2 critérios de risco (*pivot shift* grau ≥ 2; desejo de retornar a esporte de alto risco; hiperfrouxidão generalizada). Os pacientes tiveram um seguimento mínimo de 2 anos e o estudo encontrou uma menor taxa de falha de reconstrução (11% *versus* 4%) e uma menor instabilidade residual rotatória, favorecendo o grupo com reconstrução combinada. O nível de retorno ao esporte foi semelhante entre os grupos.

Rezende et al.[22] realizaram uma revisão sistemática com metanálise e encontraram resultados superiores para o grupo com a técnica extra-articular em relação aos testes de Lachman e *pivot shift*, mas resultados similares a reconstrução isolada para os testes de IKDC, Lysholm e retorno ao esporte.

Outra revisão sistemática, realizada por Song et al.,[23] avaliando a reconstrução combinada do LCA e TEAL, incluiu 7 estudos (326 pacientes) e também encontrou melhores resultados da estabilidade anterolateral no seguimento. Do total, 84,1% apresentavam *pivot shift* 0 e 12,9% apresentavam grau 1 na última avaliação. Os estudos comparativos incluídos demonstraram uma diferença estatisticamente significativa para o *pivot shift*, favorecendo a reconstrução combinada quando comparada à isolada. Entretanto, essa diferença não foi demonstrada para os escores de IKDC e estabilidade anterior do joelho.

Conclusão

Os resultados da associação extra-articular reconstrução do LCA possuem excelentes resultados e diminuem a instabilidade rotatória residual. Os estudos recentes indicam que essa técnica pode reduzir a taxa de falha de reconstrução.

Referências bibliográficas

1. Helito CP, Sobrado MF, Giglio PN, Bonadio MB, Pécora JR, Camanho GL, et al. Combined reconstruction of the anterolateral ligament in patients with anterior cruciate ligament injury

and ligamentous hyperlaxity leads to better clinical stability and a lower failure rate than isolated anterior cruciate ligament reconstruction. Arthroscopy. 2019;35(9):2648-54.

2. Larson CM, Bedi A, Dietrich ME, Swaringen JC, Wulf CA, Rowley DM, et al. Generalized Hypermobility, Knee Hyperextension, and Outcomes After Anterior Cruciate Ligament Reconstruction: Prospective, Case-Control Study With Mean 6 Years Follow-up. Arthroscopy. 2017 Oct;33(10):1852-8.

3. Sonnery-Cottet B, Saithna A, Cavalier M, Kajetanek C, Temponi EF, Daggett M, et al. Anterolateral Ligament Reconstruction Is Associated With Significantly Reduced ACL Graft Rupture Rates at a Minimum Follow-up of 2 Years: A Prospective Comparative Study of 502 Patients From the SANTI Study Group. Am J Sports Med. 2017 Jun;45(7):1547-57.

4. Helito CP, Camargo DB, Sobrado MF, Bonadio MB, Giglio PN, Pécora JR, et al. Combined reconstruction of the anterolateral ligament in chronic ACL injuries leads to better clinical outcomes than isolated ACL reconstruction. Knee Surg Sports Traumatol Arthrosc [Internet]. 2018 Apr 2; Available from: http://dx.doi.org/10.1007/s00167-018-4934-2.

5. Gallo MC, Bolia IK, Jalali O, Rosario S, Rounds A, Heidari KS, et al. Risk Factors for Early Subsequent (Revision or Contralateral) ACL Reconstruction: A Retrospective Database Study. Orthop J Sports Med. 2020 Feb;8(2):2325967119901173.

6. Alm L, Krause M, Frosch K-H, Akoto R. Preoperative medial knee instability is an underestimated risk factor for failure of revision ACL reconstruction. Knee Surg Sports Traumatol Arthrosc. 2020 Aug;28(8):2458-67.

7. MOON Knee Group, Spindler KP, Huston LJ, Chagin KM, Kattan MW, Reinke EK, et al. Ten-Year Outcomes and Risk Factors After Anterior Cruciate Ligament Reconstruction: A MOON Longitudinal Prospective Cohort Study. Am J Sports Med. 2018 Mar;46(4):815-25.

8. Lee DW, Kim JG, Cho SI, Kim DH. Clinical Outcomes of Isolated Revision Anterior Cruciate Ligament Reconstruction or in Combination With Anatomic Anterolateral Ligament Reconstruction. Am J Sports Med. 2019 Feb;47(2):324-33.

9. MOON Knee Group, Sullivan JP, Huston LJ, Zajichek A, Reinke EK, Andrish JT, et al. Incidence and Predictors of Subsequent Surgery After Anterior Cruciate Ligament Reconstruction: A 6-Year Follow-up Study. Am J Sports Med. 2020 Aug;48(10):2418-28.

10. Sonnery-Cottet B, Saithna A, Blakeney WG, Ouanezar H, Borade A, Daggett M, et al. Anterolateral Ligament Reconstruction Protects the Repaired Medial Meniscus: A Comparative Study of 383 Anterior Cruciate Ligament Reconstructions From the SANTI Study Group With a Minimum Follow-up of 2 Years. Am J Sports Med. 2018 Jul;46(8):1819-26.

11. Sonnery-Cottet B, Praz C, Rosenstiel N, Blakeney WG, Ouanezar H, Kandhari V, et al. Epidemiological Evaluation of Meniscal Ramp Lesions in 3214 Anterior Cruciate Ligament–Injured Knees From the SANTI Study Group Database: A Risk Factor Analysis and Study of Secondary Meniscectomy Rates Following 769 Ramp Repairs [Internet]. Vol. 46, The American Journal of Sports Medicine. 2018. p. 3189-97. Available from: http://dx.doi.org/10.1177/0363546518800717.

12. Ardern CL, Taylor NF, Feller JA, Webster KE. Fifty-five per cent return to competitive sport following anterior cruciate ligament reconstruction surgery: an updated systematic review and meta-analysis including aspects of physical functioning and contextual factors [Internet]. Vol. 48, British Journal of Sports Medicine. 2014. p. 1543-52. Available from: http://dx.doi.org/10.1136/bjsports-2013-093398.

13. Rosenstiel N, Praz C, Ouanezar H, Saithna A, Fournier Y, Hager J-P, et al. Combined anterior cruciate and anterolateral ligament reconstruction in the professional athlete: clinical outcomes from the scientific anterior cruciate ligament network international study group in a series of 70 patients with a minimum follow-up of 2 years. Arthroscopy. 2019;35(3):885-92.

14. Thaunat M, Clowez G, Saithna A, Cavalier M, Choudja E, Vieira TD, et al. Reoperation Rates After Combined Anterior Cruciate Ligament and Anterolateral Ligament Reconstruction: A Series of 548 Patients From the SANTI Study Group With a Minimum Follow-up of 2 Years [Internet]. Vol. 45, The American Journal of Sports Medicine. 2017. p. 2569-77. Available from: http://dx.doi.org/10.1177/0363546517708982.

15. Strickler FP. A satisfactory method of repairing crucial ligaments. Ann Surg. 1937 Jun;105(6):912-6.

16. Ireland J, Trickey EL. Macintosh tenodesis for anterolateral instability of the knee. J Bone Joint Surg Br. 1980 Aug;62(3):340-5.

17. O'Brien SJ, Warren RF, Wickiewicz TL, Rawlins BA, Allen AA, Panariello R, et al. The iliotibial band lateral sling procedure and its effect on the results of anterior cruciate ligament reconstruction. Am J Sports Med. 1991 Jan;19(1):21-4; discussion 24-5.

18. Ayeni OR, Chahal M, Tran MN, Sprague S. Pivot shift as an outcome measure for ACL reconstruction: a systematic review. Knee Surg Sports Traumatol Arthrosc. 2012 Apr;20(4):767-77.

19. Rackemann S, Robinson A, Dandy DJ. Reconstruction of the anterior cruciate ligament with an intra-articular patellar tendon graft and an extra-articular tenodesis. Results after six years. J Bone Joint Surg Br. 1991 May;73(3):368-73.

20. Hewison CE, Tran MN, Kaniki N, Remtulla A, Bryant D, Getgood AM. Lateral Extra-articular Tenodesis Reduces Rotational Laxity When Combined With Anterior Cruciate Ligament Reconstruction: A Systematic Review of the Literature. Arthroscopy. 2015 Oct;31(10):2022-34.

21. Getgood AMJ, Bryant DM, Litchfield R, Heard M, McCormack RG, Rezansoff A, et al. Lateral Extra-articular Tenodesis Reduces Failure of Hamstring Tendon Autograft Anterior Cruciate Ligament Reconstruction: 2-Year Outcomes From the STABILITY Study Randomized Clinical Trial. Am J Sports Med. 2020 Feb;48(2):285-97.

22. Rezende FC, de Moraes VY, Martimbianco ALC, Luzo MV, da Silveira Franciozi CE, Belloti JC. Does Combined Intra- and Extraarticular ACL Reconstruction Improve Function and Stability? A Meta-analysis. Clin Orthop Relat Res. 2015 Aug;473(8):2609-18.

23. Song G-Y, Hong L, Zhang H, Zhang J, Li Y, Feng H. Clinical Outcomes of Combined Lateral Extra-articular Tenodesis and Intra-articular Anterior Cruciate Ligament Reconstruction in Addressing High-Grade Pivot-Shift Phenomenon [Internet]. Vol. 32, Arthroscopy: The Journal of Arthroscopic & Related Surgery. 2016. p. 898-905. Available from: http://dx.doi.org/10.1016/j.arthro.2015.08.038.

12
Complicações das Reconstruções Extra-Articulares

Riccardo Gomes Gobbi • Chilan Bou Ghosson Leite

Introdução

A rotura do ligamento cruzado anterior (LCA) é uma das lesões mais preocupantes e estudadas na ortopedia, considerando sua elevada incidência e custo geral associado. De maneira semelhante, a cirurgia de reconstrução do LCA, tratamento de escolha para a lesão, é atualmente um dos procedimentos cirúrgicos ortopédicos mais realizados, com números gradativamente maiores ano a ano devido à crescente demanda e participação esportiva de todas as faixas etárias. Apesar da elevada taxa de sucesso obtido após a cirurgia, a reconstrução do LCA não é isenta de resultados negativos. De fato, falhas e outras complicações pós-operatórias são descritas e podem causar grande impacto na atividade física e qualidade de vida dos pacientes.

Diferentes causas são apontadas como preditores de falhas após a reconstrução do LCA. Re-roturas traumáticas, erros de técnica cirúrgica e problemas na incorporação biológica do enxerto durante o processo cicatricial representam os grandes vilões para o insucesso do procedimento. Nesse sentido, os avanços técnicos, a adoção de tratamentos biológicos adjuvantes e a associação de procedimentos combinados à reconstrução do LCA, que buscam melhorar a biomecânica e estabilidade do joelho, tem ganhado cada vez mais importância no tratamento cirúrgico da lesão do LCA. A reconstrução extra-articular do complexo anterolateral se enquadra nesse contexto, visando melhorar a estabilidade alcançada após a cirurgia, aumentando o sucesso e a satisfação com o tratamento.

Apesar do número crescente de evidências mostrando bons resultados obtidos após a reconstrução combinada do LCA com reforço extra-articular do complexo anterolateral, complicações referentes a esses procedimentos também são relatadas. Nesse caso, não apenas as complicações referentes à reconstrução do LCA em si, mas também as complicações diretamente associadas ao procedimento adicional extra-articular merecem atenção.

O presente capítulo visa destacar as principais complicações relacionadas à cirurgia combinada de reconstrução do LCA e do complexo anterolateral, discutindo questões controversas relacionadas a altos índices de falhas do procedimento em décadas passadas. Assim, iniciamos abordando alguns aspectos históricos gerais da reconstrução anterolateral extra-articular e seguiremos com as complicações gerais e específicas associadas à cirurgia.

Experiência inicial

Para se entender os receios e complicações pós-reconstrução extra-articular do complexo anterolateral, vale resgatar dados históricos sobre o procedimento. A utilização da reconstrução extra-articular combinada ao tratamento da lesão do LCA não é algo recente. De fato, desde meados do século XX, cirurgiões ortopédicos já sabiam da importância da associação de procedimentos extra-articulares a fim de se obter maior estabilidade do joelho nos diferentes planos de movimento.

A partir dos anos 1970, com a implantação das técnicas de Lemaire e MacIntosh,[1,2] a reconstrução do complexo anterolateral se tornou frequente, permitindo uma avaliação crítica dos seus resultados. Assim, muitas vezes realizadas isoladamente sem contemplar o próprio LCA, apesar da melhora da estabilidade do joelho, os desfechos iniciais não tiveram os resultados esperados; elevadas taxas de complicações e falhas foram relatadas. De fato, os primeiros trabalhos contundentes mostraram resultados insatisfatórios em até cerca de 40% dos casos, reduzindo a expectativa com o procedimento.[3,5] Complicações que incluíam déficits de amplitude de movimento (ADM), hiperpressão do compartimento lateral, morbidade no sítio doador, dor e edema persistente, risco aumentado de infecção e piores resultados funcionais, desencorajaram sua realização.

Os maus resultados dessa experiência inicial podem ser relacionados ao pós-operatório, que frequentemente envolvia imobilização e controle álgico insuficiente, e à sua característica não anatômica e frequente ausência de procedimento intra-articular, que muitas vezes acarretavam em afrouxamento do enxerto ou excesso de constrição do compartimento lateral.

Como consequência, o uso de procedimentos extra-articulares foi gradativamente diminuindo, sendo substituídos pelas reconstruções intra-articulares, mais anatômicas e eficazes.

Por outro lado, novos estudos biomecânicos e anatômicos, identificando de maneira anatômica cada estrutura do complexo anterolateral, e avanços nas indicações e técnicas cirúrgicas proporcionaram um novo renascimento desses procedimentos na cirurgia de reconstrução do LCA, com menores taxas de complicações e melhores resultados clínicos e funcionais.

Outra questão relevante diz respeito às diferentes técnicas disponíveis para a realização do procedimento. Atualmente, a reconstrução do complexo anterolateral pode ser dividida em basicamente duas técnicas: a tradicional tenodese do trato iliotibial (tipo Lemaire) e a reconstrução do ligamento anterolateral. Apesar de alguns estudos biomecânicos mostrarem disparidades com relação à superioridade de uma técnica em relação a outra, isso não foi demonstrado clinicamente, e estudos recentes não mostram diferença entre estabilidade rotacional e desfechos funcionais quando comparadas as duas técnicas, como abordado em outros capítulos deste livro.[6-9]

Complicações associadas à reconstrução extra-articular do complexo anterolateral

Conforme mencionado previamente, a taxa de complicações associadas à reconstrução anterolateral normalmente é baixa e poucos dados são disponíveis na literatura investigando esses eventos desfavoráveis. Ainda assim, como em qualquer outro procedimento invasivo, conhecer as possíveis complicações e consequências é fundamental para preveni-las e conduzi-las adequadamente, caso ocorram. Além disso, o conhecimento de desfechos negativos auxilia nas orientações e expectativas do médico e do paciente com a cirurgia a ser realizada. É conveniente destacar também que características individuais de cada paciente, como por exemplo a presença de comorbidades associadas ou de cirurgias prévias, são fatores importantes e que devem ser levados em conta quando se aborda os riscos de complicações.

A taxa de complicações após a cirurgia combinada do LCA e do complexo anterolateral não se mostrou maior do que a taxa de complicações após a reconstrução isolada do LCA. O índice de reoperação após reconstrução do LCA gira em torno de 10%, sendo os principais motivos: relesão do enxerto, lesões meniscais e artrofibrose.[10,11] Estudos recentes mostram que a necessidade de reoperação não aumenta com a associação do procedimento extra-articular.[10-13]

Com relação às causas de complicação, a literatura mostra que no primeiro mês após a cirurgia, complicações gerais, como a presença de hematoma pós-operatório, dor no joelho, infecção superficial e infecção profunda predominam entre os eventos adversos reportados.[12,13] Complicações específicas relacionadas à reconstrução anterolateral não são comuns nesse período. Por outro lado, quando se estende o período para o primeiro ano pós-operatório, apesar da baixa frequência, eventos diretamente relacionados ao dispositivo de fixação do enxerto aparecem, como dor na região femoral lateral do joelho e dor tibial lateral, que são descritos em cerca de 2% dos casos. Esses eventos se resolvem espontaneamente na maioria dos pacientes, entretanto, cerca de 1,5% dos casos necessita de retirada cirúrgica do material de fixação para melhorar a sintomatologia.

Uma das maneiras de organizar didaticamente os eventos adversos decorrentes da cirurgia é separá-los em complicações agudas, ou seja, aquelas que ocorrem próximo ao período da cirurgia, e complicações tardias. A seguir, listamos as principais complicações associadas à reconstrução do complexo anterolateral, separando em complicações agudas e crônicas.

Complicações agudas

Hematoma

Apesar de pouco abordado nos trabalhos, taxas menores de até 6% são reportadas para a formação de hematoma pós-operatório, mas a necessidade de abordagem cirúrgica por sangramento é em geral < 1%.[13-15] O procedimento combinado pode em teoria favorecer o surgimento de hematoma pela necessidade da via de acesso lateral adicional, eventual necessidade de retirada do enxerto adicional (comumente a musculatura isquiotibial ou fáscia lata) e a necessidade de realização de túneis ósseos adicionais ou de maior diâmetro. Porém, consiste em complicação rara e de baixo impacto clínico, e obviamente depende da técnica utilizada.

Sugestão dos autores: para se evitar a ocorrência de hematomas, deve-se ter cuidado com a hemostasia da via, ser econômico na confecção dos túneis (temos preferência pela técnica de um túnel único femoral para o LCA e para o LAL) e na retirada dos enxertos (temos preferência pela mudança no preparo do semitendíneo e grácil quádruplos para semitendíneo triplo e grácil simples, permitindo a reconstrução do LAL sem necessidade de retirada de enxerto adicional). Além disso, suturar adequadamente a abertura da fáscia lata auxilia na contenção do sangramento.

Dor residual

Dor residual pós-operatória pode ocorrer em decorrência da realização de vias de acesso cirúrgico adicionais, da confecção dos túneis ósseos e dos dispositivos de fixação, que quando mal dimensionados ou mal posicionados podem ficar salientes e causar atrito com a fáscia lata e complexo ligamentar lateral adjacente. Estudos antigos mostram taxa de dor residual pós-operatória de até 44% após reconstruções extra-articulares.[16] Entretanto, com as melhorias das técnicas e dispositivos cirúrgicos, essa taxa tem diminuído. Além disso, estudos atuais mostram que a associação da reconstrução anterolateral não aumenta o risco de dor pós-operatória além da dor ocasionada pela reconstrução isolada do LCA.[17-19] Recomenda-se a visualização artroscópica extra e intra-articular após inserção do parafuso, no intuito de evitar a protrusão do material de fixação. O incômodo lateral do joelho causado pela proeminência do implante de fixação é a principal complicação específica diretamente relacionada à reconstrução do complexo anterolateral, sendo relatada até 2,4% no fêmur e 1,4% na tíbia.[13]

Sugestão dos autores: o maior motivo para dor no sítio da reconstrução extra-articular é sem dúvida a fixação do enxerto. Fixações localizadas na face lateral do fêmur devem preferencialmente ser do tipo de interferência intratúnel como parafusos. Cuidado especial deve ser tomado para sua introdução completa, pois a presença do ligamento colateral lateral, tendão poplíteo e a fáscia lata gera atrito caso ocorra qualquer saliência (Figura 12.1). Como a visualização da abertura do túnel muitas vezes é difícil, deve-se expor adequadamente e checar com palpação cuidadosa após retirar a chave e o fio guia. Dispositivos como grampos e âncoras aumentam o risco de incômodo e não são utilizados na nossa rotina.

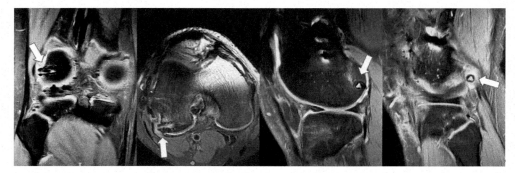

Figura 12.1. Mal posicionamento (muito posterior e saliente) do parafuso de fixação femoral do LAL, que causou atrito, dor, restringindo o arco de movimento e favorecendo artrofibrose. Foi necessária retirada do parafuso para alívio dos sintomas.

Estética

O tamanho da incisão lateral pode, em alguns casos, ser fator negativo para o paciente. Nesse sentido, a realização de cirurgias cada vez menos invasivas tende a reduzir o tamanho da incisão, contornando essa preocupação e favorecendo o tratamento otimizado para o paciente.

Sugestão dos autores: é nossa preferência realizar duas pequenas incisões para a realização do procedimento extra-articular, lateral ao fêmur e lateral à tíbia, não maiores de 2-3 cm. Exceção no caso da cirurgia tipo Lemaire, que apesar de ser possível retirar o enxerto por 2 incisões pequenas, preferimos uma incisão única maior para melhor preparo do enxerto.

Infecção

A taxa de infecção pós-operatória após cirurgias de reconstrução anterolateral normalmente é baixa, de 0,2 a 1% dos casos.[11,13,20] Novamente, a associação do complexo anterolateral durante a cirurgia de reconstrução do LCA não parece aumentar os índices de infecção pós-operatória quando comparados à reconstrução isolada do LCA.

Sugestão dos autores: seguir as recomendações de controle do hematoma e realização das incisões apenas no momento do procedimento extra-articular (habitualmente após a parte intra-articular da cirurgia), evitando-se exposição por tempo desnecessário. Uso de antibioticoprofilaxia usual e evitar tempos prolongados de cirurgia e isquemia, além de avaliação individual de risco infeccioso relacionado ao perfil do paciente.

Complicações tardias

Rigidez

Rigidez após a reconstrução ligamentar combinada é, provavelmente, a complicação mais temida na reconstrução anterolateral, notadamente por resultados baseados em estudos antigos. A limitação da ADM do joelho, particularmente da flexo-extensão, pode ocorrer, dentre outros motivos, pelo mal posicionamento dos túneis ósseos; limitações na rotação podem ser consequências da fixação do enxerto com rotações excessivas. Além disso, o uso generalizado de imobilizadores do joelho no período de reabilitação trazia considerável risco à rigidez após a cirurgia no passado. Atualmente, os protocolos recentes preconizam mobilização articular imediata, visando diminuir o risco de fibrose e, consequentemente, de rigidez. Mais uma vez, a literatura destaca que não há aumento do risco quando feita a reconstrução combinada do LCA e complexo anterolateral, com relação à reconstrução do LCA.[18,19,21,22]

Sugestão dos autores: recomendamos o posicionamento do túnel femoral e tibial de forma anatômica, para evitar problemas de tensão no enxerto, que leva ou ao seu afrouxamento, ou à dificuldade de mobilidade, favorecendo ocorrência de artrofibrose, cíclope, dor e atraso na reabilitação. A posição adequada no fêmur é posterior (~ 4 mm) e proximal (~ 8 mm)[23] ao epicôndilo lateral, por ser mais isométrico e tensionar levemente na extensão que é a posição fisiológica de ação do LAL,[24-26] e na tíbia entre o tubérculo de Gerdy e a cabeça da fíbula, entre 5 e 10 mm distal à articulação. Outro ponto importante respeitando a biomecânica do LAL, é o posicionamento em rotação neutra próximo da extensão total para seu tensionamento e fixação. Além disso, não recomendamos o uso de imobilização, e a reabilitação pós-operatória deve ser a mesma de uma reconstrução isolada do LCA.

Relesão

Trabalhos recentes não mostram aumento na taxa de relesão para casos de reconstrução combinada em relação a casos de reconstrução isolada do LCA, que varia entre 4 e 13%.[27-28] Pelo contrário, há evidências sugerindo que a taxa de re-rotura seja aproximadamente 3 vezes menor quando a reconstrução anterolateral é associada.[10]

Sugestão dos autores: a literatura vem acumulando evidências de que o procedimento extra-articular protege o LCA de risco de relesões. Apesar disso, ainda recomendamos sua realização em situações de risco aumentado de falha, como descrito em capítulos anteriores. A escolha de enxerto e variações técnicas parecem influenciar pouco, sendo similar nesse aspecto à reconstrução do ligamento patelofemoral medial para instabilidade patelar.

Lesão meniscal

O risco de lesão meniscal não foi maior para pacientes submetidos a reconstrução combinada do LCA e complexo anterolateral, quando comparado com pacientes submetidos apenas à reconstrução do LCA.(21) Inclusive, alguns estudos mostram taxas variando de 1,5 a 6,5% de lesão meniscal após a cirurgia de reconstrução ligamentar para casos de reconstrução combinada,[13,17,29,30] enquanto taxas próximas de 25% são referidas em algumas séries de reconstrução isolada.[27]

Osteoartrite

Com relação ao risco de osteoartrite após a reconstrução do complexo anterolateral, ainda há divergências na literatura. Há autores que advogam que a reconstrução anterolateral causaria uma maior sobrecarga no compartimento tibiofemoral lateral, o que aumentaria o risco de artrose nesse compartimento. Por outro lado, a não associação da reconstrução anterolateral, nos casos com indicação apropriada, faz com que a instabilidade rotacional seja mais proeminente, teoricamente aumentando o risco de lesões associadas intra-articulares, que a longo prazo evoluíram para OA. Nesse sentido, apesar das controvérsias encontradas, estudos com bom tempo de seguimento não encontraram diferenças na evolução para osteoartrite de pacientes submetidos ou não a reconstrução anterolateral combinada à reconstrução do LCA.[31]

Sugestão dos autores: apesar de provavelmente promover maior proteção à articulação, ainda ocorre evolução para osteoartrite mesmo na reconstrução combinada. Ainda são necessários mais estudos de longo prazo, mas em geral os estudos recentes mostram risco igual ou menor de evolução para osteoartrite no procedimento combinado.

Conclusão

Conforme observado, no geral a associação da reconstrução anterolateral à cirurgia do LCA não mostra aumento de problemas, com taxas de complicações semelhantes à reconstrução isolada do LCA, independentemente da técnica utilizada. Além disso, destaca-se que a única complicação exclusiva e diretamente relacionada à reconstrução do complexo anterolateral é o incômodo lateral decorrente da fixação do enxerto, que mesmo assim não impõe piores desfechos clínicos. Importante ressaltar que o procedimento extra-articular adiciona morbidade ao paciente e sua utilização deve ser pautada em criteriosa avaliação do paciente, pesando o potencial benefício, sempre com transparência ao paciente. Os cirurgiões de joelho devem ter em mente a leitura crítica das evidências, levando em consideração as limitações dos estudos, técnica específica utilizada, reabilitação, lesões associadas e tempo de seguimento. Para a reconstrução do LCA, a última década sem dúvida foi marcada pela valorização da associação dos procedimentos extra-articulares que, ao contrário da dupla banda na década anterior, vem acumulando um corpo de evidências favoráveis quando bem indicada e realizada.

Referências bibliográficas

1. Lemaire M. [Chronic knee instability. Technics and results of ligament plasty in sports injuries]. J Chir. 1975 Oct;110(4):281-94.

2. Macintosh LD. Lateral substitution reconstruction. In proceedings of the Canadian Orthopaedic Association. JBone Joint Surg. 1976;58:142.

3. Strum GM, Fox JM, Ferkel RD, Dorey FH, Del Pizzo W, Friedman MJ, et al. Intraarticular versus intraarticular and extraarticular reconstruction for chronic anterior cruciate ligament instability. Clin Orthop Relat Res. 1989 Aug;(245):188-98.

4. O'Brien SJ, Warren RF, Wickiewicz TL, Rawlins BA, Allen AA, Panariello R, et al. The iliotibial band lateral sling procedure and its effect on the results of anterior cruciate ligament reconstruction. Am J Sports Med. 1991 Jan;19(1):21-4; discussion 24-5.

5. Dandy DJ, Gray AJ. Anterior cruciate ligament reconstruction with the Leeds-Keio prosthesis plus extra-articular tenodesis. Results after six years. J Bone Joint Surg Br. 1994 Mar;76(2):193-7.

6. Ra HJ, Kim J-H, Lee D-H. Comparative clinical outcomes of anterolateral ligament reconstruction versus lateral extra-articular tenodesis in combination with anterior cruciate ligament reconstruction: systematic review and meta-analysis. Arch Orthop Trauma Surg. 2020 Jul;140(7):923-31.

7. Geeslin AG, Moatshe G, Chahla J, Kruckeberg BM, Muckenhirn KJ, Dornan GJ, et al. Anterolateral Knee Extra-articular Stabilizers: A Robotic Study Comparing Anterolateral Ligament Reconstruction and Modified Lemaire Lateral Extra-articular Tenodesis. Am J Sports Med. 2018 Mar;46(3):607-16.

8. DePhillipo NN, Cinque ME, Chahla J, Geeslin AG, LaPrade RF. Anterolateral Ligament Reconstruction Techniques, Biomechanics, and Clinical Outcomes: A Systematic Review. Arthroscopy. 2017 Aug;33(8):1575-83.

9. Spencer L, Burkhart TA, Tran MN, Rezansoff AJ, Deo S, Caterine S, et al. Biomechanical analysis of simulated clinical testing and reconstruction of the anterolateral ligament of the knee. Am J Sports Med. 2015 Sep;43(9):2189-97.

10. Sonnery-Cottet B, Saithna A, Cavalier M, Kajetanek C, Temponi EF, Daggett M, et al. Anterolateral Ligament Reconstruction Is Associated With Significantly Reduced ACL Graft Rupture Rates at a Minimum Follow-up of 2 Years: A Prospective Comparative Study of 502 Patients From the SANTI Study Group. Am J Sports Med. 2017 Jun 1;45(7):1547-57.

11. Thaunat M, Clowez G, Saithna A, Cavalier M, Choudja E, Vieira TD, et al. Reoperation Rates After Combined Anterior Cruciate Ligament and Anterolateral Ligament Reconstruction: A Series of 548 Patients From the SANTI Study Group With a Minimum Follow-up of 2 Years. Am J Sports Med. 2017 Sep;45(11):2569-77.

12. Lutz C. Role of anterolateral reconstruction in patients undergoing anterior cruciate ligament reconstruction. Orthop Traumatol Surg Res. 2018 Feb;104(1S):S47-53.

13. Panisset JC, Pailhé R, Schlatterer B, Sigwalt L, Sonnery-Cottet B, Lutz C, et al. Short-term complications in intra- and extra-articular anterior cruciate ligament reconstruction. Comparison with the literature on isolated intra-articular reconstruction. A multicenter study by the French Arthroscopy Society. Orthop Traumatol Surg Res. 2017 Dec;103(8S):S231-6.

14. Lutz C, Baverel L, Colombet P, Cournapeau J, Dalmay F, Lefevre N, et al. Pain after out-patient vs. in-patient ACL reconstruction: French prospective study of 1076 patients. Orthop Traumatol Surg Res. 2016 Dec 1;102(8, Supplement):S265-70.

15. Khiami F, Wajsfisz A, Meyer A, Rolland E, Catonné Y, Sariali E. Anterior cruciate ligament reconstruction with fascia lata using a minimally invasive arthroscopic harvesting technique. Orthop Traumatol Surg Res. 2013 Feb;99(1):99-105.

16. Zorrilla PA, Aichroth PM, Duri ZA. Is Extra Articular Augmentation Necessary in the Treatment of Chronic ACL Injuries? The Journal of Bone and Joint Surgery-british Volume. 1997;79(2S).

17. Saragaglia D, Pison A, Refaie R. Lateral tenodesis combined with anterior cruciate ligament reconstruction using a unique semitendinosus and gracilis transplant. Int Orthop. 2013 Aug;37(8):1575-81.

18. Trichine F, Chouteau J, Moyen B, Bouzitouna M, Maza R, Others. Patellar tendon autograft reconstruction of the anterior cruciate ligament with and without lateral plasty in advanced-stage chronic laxity. A clinical, prospective, randomized, single-blind study using passive dynamic X-rays. Knee. 2014;21(1):58-65.

19. Vadalà AP, Iorio R, De Carli A, Bonifazi A, Iorio C, Gatti A, et al. An extra-articular procedure improves the clinical outcome in anterior cruciate ligament reconstruction with hamstrings in female athletes. Int Orthop. 2013 Feb;37(2):187-92.

20. Westermann R, Anthony CA, Duchman KR, Gao Y, Pugely AJ, Hettrich CM, et al. Infection following Anterior Cruciate Ligament Reconstruction: An Analysis of 6,389 Cases. J Knee Surg. 2017 Jul;30(6):535-43.

21. Rezende FC, de Moraes VY, Martimbianco ALC, Luzo MV, da Silveira Franciozi CE, Belloti JC. Does Combined Intra- and Extraarticular ACL Reconstruction Improve Function and Stability? A Meta-analysis. Clin Orthop Relat Res. 2015 Aug;473(8):2609-18.

22. Dejour D, Vanconcelos W, Bonin N, Saggin PRF. Comparative study between mono-bundle bone-patellar tendon-bone, double-bundle hamstring and mono-bundle bone-patellar tendon-bone combined with a modified Lemaire extra-articular procedure in anterior cruciate ligament reconstruction. Int Orthop. 2013 Feb;37(2):193-9.

23. Katakura M, Koga H, Nakamura K, Sekiya I, Muneta T. Effects of different femoral tunnel positions on tension changes in anterolateral ligament reconstruction. Knee Surg Sports Traumatol Arthrosc. 2017 Apr;25(4):1272-8.

24. Kittl C, Halewood C, Stephen JM, Gupte CM, Weiler A, Williams A, et al. Length change patterns in the lateral extra-articular structures of the knee and related reconstructions. Am J Sports Med. 2015 Feb;43(2):354-62.

25. Lutz C, Sonnery-Cottet B, Niglis L, Freychet B, Clavert P, Imbert P. Behavior of the anterolateral structures of the knee during internal rotation. Orthop Traumatol Surg Res. 2015 Sep;101(5):523-8.

26. Helito CP, Helito PVP, Bonadio MB, da Mota E Albuquerque RF, Bordalo-Rodrigues M, Pecora JR, et al. Evaluation of the Length and Isometric Pattern of the Anterolateral Ligament With Serial Computer Tomography. Orthop J Sports Med. 2014 Dec;2(12):2325967114562205.

27. Leys T, Salmon L, Waller A, Linklater J, Pinczewski L. Clinical results and risk factors for reinjury 15 years after anterior cruciate ligament reconstruction: a prospective study of hamstring and patellar tendon grafts. Am J Sports Med. 2012 Mar;40(3):595-605.

28. Webster KE, Feller JA, Hartnett N, Leigh WB, Richmond AK. Comparison of Patellar Tendon and Hamstring Tendon Anterior Cruciate Ligament Reconstruction: A 15-Year Follow-up of a Randomized Controlled Trial. Am J Sports Med. 2016 Jan;44(1):83-90.

29. Imbert P, Lustig S, Steltzlen C, Batailler C, Colombet P, Dalmay F, et al. Midterm results of combined intra- and extra-articular ACL reconstruction compared to historical ACL reconstruction data. Multicenter study of the French Arthroscopy Society [Internet]. Vol. 103, Orthopaedics & Traumatology: Surgery & Research. 2017. p. S215–21. Available from: http://dx.doi.org/10.1016/j.otsr.2017.09.005.

30. Sonnery-Cottet B, Thaunat M, Freychet B, Pupim BHB, Murphy CG, Claes S. Outcome of a Combined Anterior Cruciate Ligament and Anterolateral Ligament Reconstruction Technique With a Minimum 2-Year Follow-up. Am J Sports Med. 2015 Jul;43(7):1598-605.

31. Cantin O, Lustig S, Rongieras F, Saragaglia D, Lefèvre N, Graveleau N, et al. Outcome of cartilage at 12 years of follow-up after anterior cruciate ligament reconstruction. Orthop Traumatol Surg Res. 2016;102(7):857-61.